Guía
para familiares de pacientes psiquiátricos

AF287719

bup

Biblioteca alemana
-Grabación de la unidad CIP-

Hans Wildraschek
Georg Baumann
Guía para familiares de pacientes psiquiátricos
ISBN: 978-3-911075-09-1

Derechos de autor: Bremen University Press
Lugar de publicación: Bremen, Alemania
Edición 1, octubre de 2023
Versión 1.0
Impreso en EU, UK, USA, JP, AUS
bup@bremenuniversitypress.com
www.bremenuniversitypress.com

Guía para familiares de pacientes psiquiátricos

Contenido

1

3

Prólogo

Objetivo del libro

El objetivo de este libro para familiares de personas con enfermedad mental es dotar a los familiares de sólidos conocimientos sobre las distintas enfermedades mentales, sus síntomas, diagnósticos y opciones de tratamiento, y ofrecer posibles soluciones. Gracias a estos conocimientos, los familiares pueden comprender mejor la enfermedad y el comportamiento asociado de la persona afectada.

El libro pretende además ofrecer consejos y estrategias concretas para afrontar los retos cotidianos que conlleva el cuidado de un familiar con enfermedad mental. Otro objetivo es fomentar la empatía y la comprensión hacia la persona con la enfermedad. De este modo, el libro puede ayudar a reducir los prejuicios y el estigma y crear un entorno más empático para la persona con la enfermedad.

A menudo, los familiares se ven atrapados en el papel de cuidadores y olvidan ocuparse también de su propia salud mental. Los familiares pueden defender mejor los intereses del enfermo mediante conocimientos sólidos y consejos prácticos, ya sea en el sistema sanitario, en el mundo laboral o en el entorno social.

El libro también pretende ayudar a los familiares a comunicarse más eficazmente con los profesionales médicos y terapéuticos, lo que puede redundar en una mejora de la calidad del tratamiento de la persona afectada. En estos casos, a menudo prevalece la falta de habla por diversos motivos,

Por último, pero no por ello menos importante, el libro también puede proporcionar apoyo emocional al validar las experiencias y sentimientos de los familiares y mostrarles que no están solos.

En general, el libro pretende ofrecer una guía completa y práctica a los familiares para ayudarles a gestionar mejor los retos que supone enfrentarse a una enfermedad mental y al entorno en general, al tiempo que cuidan de su propia salud mental.

¿Quién sufre más?

A menudo se observa el fenómeno de que los familiares de los enfermos mentales a veces parecen sufrir más que los propios afectados.

Los familiares suelen tener un profundo apego emocional a la persona enferma. Tienen que ver sufrir a un ser querido y no siempre pueden hacer nada al respecto. Esta impotencia puede ser extremadamente estresante. Los familiares suelen asumir el papel de cuidadores principales. Cuidar del bienestar del enfermo mental puede suponer una enorme carga de responsabilidad que puede ser emocional y físicamente agotadora.

Las enfermedades mentales suelen ser imprevisibles. Los familiares viven con el miedo constante a una recaída o al empeoramiento de la enfermedad, lo que puede provocar un estrés crónico. Los familiares tienen que lidiar no sólo con los efectos de la propia enfermedad, sino también con los prejuicios sociales y la estigmatización. A veces se retiran de su entorno social por vergüenza o por exigencias excesivas, lo que puede crear un estrés psicológico adicional.

En el esfuerzo por estar ahí para la persona enferma, los familiares a menudo descuidan sus propias necesidades y límites. Esto puede provocar agotamiento y otros problemas de salud.

La dinámica de las relaciones suele cambiar radicalmente cuando un miembro de la familia enferma mentalmente. Esto puede dar lugar a conflictos y ambigüedades en las expectativas y los papeles dentro de la familia o la pareja.

Las terapias y la medicación suelen ser caras, y si el enfermo no puede trabajar, esto puede crear cargas económicas adicionales que aumentan indirectamente el estrés de los familiares.

Como muchas enfermedades mentales son crónicas, la idea de que no existe una "cura" en el sentido tradicional puede suponer mucho estrés para los familiares. También es posible que la percepción de que los familiares "sufren más" esté influida por una percepción distorsionada de la situación. La persona enferma puede vivir en una especie de "entumecimiento emocional" que le dificulte percibir o expresar plenamente su propio sufrimiento, mientras que las emociones de los familiares son más abiertas y directas.

Es importante considerar estas cuestiones en un marco matizado. Los familiares no siempre son meras víctimas de las circunstancias; también pueden desempeñar un papel importante en el apoyo y la recuperación de la persona enferma. Del mismo modo, no hay que olvidar que la propia persona enferma experimenta un alto grado de sufrimiento y malestar, aunque esto no siempre sea inmediatamente visible desde el exterior.

Falta de comprensión de las enfermedades mentales

La falta de comprensión de la enfermedad mental en personas sanas puede atribuirse a diversos factores culturales, sociales y psicológicos.

Las personas que nunca han padecido una enfermedad mental y no se han enfrentado a ella en su entorno inmediato suelen tener dificultades para comprender los retos y el sufrimiento que conlleva. Las enfermedades mentales siguen siendo un tema tabú en muchas sociedades y no se habla de ellas abiertamente. La estigmatización puede hacer que la gente no trate el tema adecuadamente o desarrolle ideas erróneas al respecto.

A diferencia de muchas enfermedades físicas, los síntomas de las enfermedades mentales no suelen ser directamente visibles. Esto puede llevar a subestimar o incluso ignorar su gravedad. En algunas culturas, las enfermedades mentales se consideran una debilidad o una falta de carácter. Este estereotipo no sólo dificulta la comprensión, sino que también puede hacer que los enfermos no busquen ayuda.

A menudo existe un desconocimiento general sobre qué es realmente una enfermedad mental, cómo se diagnostica y cómo se trata. La desinformación y los mitos pueden estar muy extendidos. Las enfermedades mentales pueden ser extremadamente complejas, tanto por sus causas como por sus efectos. Esta complejidad puede dificultar la comprensión de la enfermedad o la necesidad de determinados tratamientos.

Las enfermedades mentales implican sentimientos, pensamientos y patrones de comportamiento para los que no siempre existen palabras sencillas o claras. Incluso dentro de la medicina y la psicología, hay debates constantes sobre la mejor manera de describir y clasificar ciertas afecciones. A algunas personas el tema de la enfermedad mental les resulta incómodo y se protegen manteniendo cierta distancia emocional. Lo ven como algo que les ocurre a "otros" pero no a ellos mismos o a las personas de su entorno, y por tanto no sienten la necesidad de profundizar en su comprensión.

No a todas las personas se les da bien empatizar con los sentimientos y pensamientos de los demás. La falta de empatía puede ser un obstáculo importante para comprender las enfermedades mentales. Aumentar la comprensión de las enfermedades mentales es una tarea de la sociedad que requiere concienciación, educación y la reducción del estigma. Tanto la medicina como los medios de comunicación, las instituciones educativas y cada individuo tienen un papel que desempeñar en este sentido. Pero esta toma de conciencia suele llegar demasiado tarde cuando uno mismo se ve afectado.

¿Qué son las enfermedades mentales?

Las enfermedades mentales, también llamadas trastornos mentales o enfermedades psíquicas, son estados de salud caracterizados por una alteración del pensamiento, las emociones y/o el comportamiento. También pueden incluir una combinación de estos factores. A diferencia de las enfermedades físicas, los síntomas de las enfermedades mentales no suelen ser inmediatamente visibles, lo que puede complicar el diagnóstico y el tratamiento.

Existe una gran variedad de enfermedades mentales que pueden dividirse en diferentes categorías, entre las que se incluyen:

- Trastornos afectivos: Este grupo incluye trastornos como la depresión, el trastorno bipolar y la distimia. Se caracterizan principalmente por una alteración del estado de ánimo.
- Trastornos de ansiedad: Incluyen el trastorno de ansiedad generalizada, el trastorno de pánico, la fobia social y las fobias específicas. Las personas con trastornos de ansiedad experimentan miedo o preocupación excesivos en situaciones que objetivamente suponen poco o ningún peligro.
- Trastorno obsesivo-compulsivo y trastornos relacionados: Estos incluyen el trastorno obsesivo-compulsivo (TOC), el trastorno dismórfico corporal y la tricotilomanía (trastorno por arrancarse el pelo).

- Trastornos de la conducta alimentaria: Los ejemplos más conocidos son la anorexia nerviosa, la bulimia nerviosa y el trastorno por atracón. Afectan al comportamiento alimentario y a la autoimagen.
- Trastornos de la personalidad: Incluyen el trastorno límite de la personalidad, el trastorno esquizoide de la personalidad y el trastorno narcisista de la personalidad. Se caracterizan por patrones de comportamiento rígidos y problemáticos que repercuten negativamente en las relaciones interpersonales y la calidad de vida.
- Trastornos psicóticos: Aquí se incluye la esquizofrenia. Estos trastornos se caracterizan por delirios, alucinaciones y pérdida del sentido de la realidad.
- Trastornos neurocognitivos: Incluyen la demencia, la enfermedad de Alzheimer y otras afecciones que afectan a la memoria, la atención y otras capacidades cognitivas.
- Trastornos por trauma y estrés: Incluyen el trastorno de estrés postraumático (TEPT) y los trastornos de adaptación, que suelen desencadenarse por un acontecimiento traumático.
- Trastornos adictivos y relacionados con sustancias: Incluyen la dependencia del alcohol, las drogas y los medicamentos, así como la adicción al juego.
- Trastornos del desarrollo: Esta categoría incluye los trastornos del espectro autista, el trastorno

por déficit de atención con hiperactividad (TDAH) y los trastornos del aprendizaje.

El diagnóstico y el tratamiento de las enfermedades mentales requieren un enfoque individualizado que puede incluir tanto terapia farmacológica como intervenciones psicoterapéuticas. La eficacia del tratamiento depende de muchos factores, como el tipo de trastorno, la gravedad de los síntomas, los recursos disponibles y la red de apoyo social de la persona.

¿Por qué es importante la comprensión para los familiares?

Los familiares suelen ser los primeros en sentir los efectos de una enfermedad mental en la familia o entre amigos. Su carga emocional puede ser elevada al ver sufrir a un ser querido. Si no se aborda, esta carga emocional puede dar lugar a una serie de problemas de salud mental o física propios.

Los familiares suelen desempeñar un papel clave en el cuidado y apoyo de la persona que padece la enfermedad. Por ello, su conocimiento de la enfermedad es crucial para el éxito del tratamiento. Cuanto mejor informados estén sobre la enfermedad, mejor podrán apoyar a la persona afectada.

Un buen conocimiento de las enfermedades mentales puede ayudar a los familiares a comunicarse más eficazmente con médicos y terapeutas y a participar activamente en la planificación del tratamiento. Esto puede mejorar significativamente la calidad de la atención y el pronóstico a largo plazo del paciente.

Mediante una mejor comprensión de la enfermedad mental, los familiares también pueden ayudar a reducir el estigma asociado en la sociedad. Esto no sólo es beneficioso para la persona que padece la enfermedad, sino que también promueve una comunidad más integradora y empática. Una mejor comprensión de la enfermedad mental también puede ayudar a los seres queridos a reconocer la importancia de su propio autocuidado. Esto es crucial para evitar el agotamiento y otros problemas de salud propios.

Las enfermedades mentales pueden provocar tensiones en la familia o la pareja. Un buen conocimiento de la enfermedad puede ayudar a evitar malentendidos y conflictos y a mejorar la calidad de las relaciones. En algunos casos, los familiares pueden ser los primeros en reconocer los signos de alarma de una enfermedad mental en desarrollo. Su comprensión de los síntomas y las opciones de tratamiento es crucial para una intervención precoz que puede mitigar el curso de la enfermedad.

En última instancia, la comprensión de los seres queridos forma parte de una responsabilidad social y cultural más amplia para concienciar sobre la salud mental y proporcionar recursos que la apoyen.

¿Por qué es importante la comprensión de los familiares?

La comprensión de las personas con enfermedades mentales por parte de los familiares es crucial por varias razones. En primer lugar, proporciona un apoyo emocional necesario para el enfermo. La enfermedad mental puede provocar sentimientos de aislamiento y la presencia de familiares o amigos comprensivos puede percibirse como tranquilizadora y de apoyo. Una red de apoyo también puede desempeñar un papel importante en la detección precoz de los síntomas y la búsqueda oportuna de ayuda profesional.

Además, la comprensión de los familiares puede influir positivamente en el proceso de tratamiento. Cuando la familia comprende mejor la enfermedad y sus necesidades asociadas, puede colaborar más eficazmente con los profesionales médicos para elaborar y aplicar un plan de tratamiento. En algunos casos, el apoyo de los familiares puede incluso ayudar a ajustar la dosis de la medicación o reducir el número de hospitalizaciones.

La comprensión de los familiares también es importante para reducir el estigma. Las enfermedades mentales suelen asociarse a un alto grado de estigma social. Un entorno informado y comprensivo puede ayudar a minimizar este estigma al proporcionar perspectivas informadas y empáticas, que a su vez pueden influir en una opinión pública más amplia.

En las interacciones cotidianas, los familiares comprensivos también pueden ofrecer beneficios concretos y prácticos. Por ejemplo, pueden ayudar a evitar situaciones estresantes o desencadenantes que podrían empeorar los síntomas. También pueden ayudar a controlar la medicación o a seguir los planes de tratamiento, lo que a su vez mejora la calidad de vida general de la persona con la enfermedad.

Por último, pero no menos importante, la comprensión de los familiares repercute positivamente en los propios familiares. Vivir con una persona con una enfermedad mental puede ser emocional y físicamente agotador. Una buena comprensión de la enfermedad puede ayudar a minimizar las frustraciones, los miedos y los malentendidos, y puede proporcionar a los familiares herramientas para afrontar mejor los retos que conlleva la enfermedad.

Caso especial de la psiquiatría infantil y adolescente

La psiquiatría infantil y adolescente es un campo especializado que se centra en la salud mental de niños y adolescentes. A diferencia de la psiquiatría de adultos, este campo presta especial atención a los aspectos del desarrollo y al papel de la familia en la salud mental. Los procedimientos de diagnóstico se seleccionan cuidadosamente y se adaptan para satisfacer las necesidades específicas de los niños y adolescentes. También se utilizan cuestionarios estandarizados, entrevistas y observaciones, a menudo complementados con conversaciones con los padres, profesores y otros cuidadores, para realizar un diagnóstico preciso.

Los trastornos tratados en psiquiatría infantil y adolescente son diversos. Incluyen el TDAH, los trastornos del espectro autista, los trastornos de ansiedad y depresivos, así como los trastornos alimentarios. Estos problemas de salud mental requieren enfoques terapéuticos especiales que se adapten individualmente al niño y a su familia. Los tratamientos van desde la medicación a diversas formas de psicoterapia, y a menudo lo más eficaz es una combinación de ambas.

Un aspecto clave de la psiquiatría infantil y adolescente es la estrecha participación de la familia en el proceso de tratamiento. La familia suele desempeñar un papel crucial, tanto en el desarrollo de los trastornos mentales como en el apoyo a la recuperación. Dado que el tratamiento suele ser complejo e implicar diferentes ámbitos de la vida, suele reunirse un equipo multidisciplinar de especialistas como pediatras, neurólogos, trabajadores sociales y pedagogos.

La prevención y la detección precoz de los trastornos mentales son también aspectos importantes de este campo. La intervención precoz puede evitar a menudo graves consecuencias en etapas posteriores de la vida. La investigación también es crucial, ya que ayuda a profundizar en el conocimiento de las causas de los trastornos mentales en niños y adolescentes y a mejorar continuamente los métodos de tratamiento.

En general, la psiquiatría infantil y adolescente es un campo dinámico y en constante evolución que desempeña un papel fundamental en la asistencia sanitaria. El diagnóstico precoz y el tratamiento de las enfermedades mentales en niños y adolescentes no solo pueden ayudar a corto plazo, sino que también sientan las bases para una mejor salud mental en la edad adulta.

El diagnóstico es un reto muy especial en la psiquiatría infantil y adolescente. A menudo, los niños y adolescentes no pueden verbalizar sus síntomas con la misma claridad que los adultos, y sus síntomas suelen manifestarse de forma diferente en función de su etapa de desarrollo. Por lo tanto, los profesionales de este campo están formados para utilizar diversas herramientas y técnicas de diagnóstico, desde pruebas estandarizadas hasta entrevistas en profundidad con los padres y otras personas importantes en la vida del niño, para obtener una imagen completa de la salud mental.

Los enfoques terapéuticos son tan diversos como los tipos de trastornos que se diagnostican. No es infrecuente que se utilice una combinación de medicación y psicoterapia. En este sentido, los planes de tratamiento individualizados son cruciales, ya que cada niño y cada familia son únicos. El papel de la familia es especialmente importante y va mucho más allá del de un mero "sistema de apoyo". Los miembros de la familia suelen participar activamente en la terapia, ya que pueden tanto contribuir al problema como ser parte integrante de la solución.

Dado que muchos de estos trastornos no sólo tienen aspectos psicológicos, sino también educativos, sociales y médicos, la cooperación multidisciplinar suele ser esencial para el éxito terapéutico. Puede incluir pediatras, trabajadores sociales, profesores e incluso abogados, en función de las necesidades específicas del caso.

La detección precoz y la prevención son también cruciales y una parte importante del trabajo en psiquiatría infantil y adolescente. Gracias a los programas escolares, la educación de los padres y las campañas de concienciación pública, es posible detectar precozmente los signos de trastornos mentales y tomar las medidas adecuadas. La investigación en este campo pretende comprender mejor los mecanismos que subyacen a las enfermedades mentales y desarrollar formas de terapia cada vez más eficaces.

En general, la psiquiatría infantil y adolescente tiene la tarea única y crítica no sólo de promover la salud mental en una etapa muy vulnerable de la vida, sino también de sentar las bases para el futuro bienestar mental de los individuos en crecimiento. Por desgracia, esto no siempre se consigue.

Definición de salud mental

La definición de salud mental varía según la disciplina científica, la cultura y la comprensión individual. En general, sin embargo, la salud mental se refiere a un estado de bienestar emocional y psicológico en el que un individuo es capaz de utilizar sus capacidades cognitivas, hacer frente a las exigencias normales de la vida cotidiana, mantener relaciones productivas y desarrollar algún tipo de resiliencia frente al estrés y otros retos.

La Organización Mundial de la Salud (OMS) define la salud mental como "un estado de bienestar en el que los individuos son capaces de realizar sus propias capacidades, afrontar las tensiones normales de la vida, trabajar de forma productiva y fructífera y contribuir a la comunidad". Esta definición subraya la dimensión positiva de la salud mental al describirla no sólo como la ausencia de enfermedad o discapacidad, sino como un recurso para vivir una vida plena.

Es importante subrayar que la salud mental no es simplemente lo contrario de la enfermedad mental. Una persona puede tener problemas de salud mental diagnosticables y seguir gozando de buena salud mental en muchos aspectos. Del mismo modo, es posible no padecer una enfermedad mental diagnosticable y, sin embargo, descuidar ciertos aspectos de la salud mental, como la capacidad de gestionar eficazmente el estrés o de mantener relaciones significativas.

La salud mental es una condición dinámica en la que influyen diversos factores, como la predisposición genética, las experiencias vitales personales, la educación, el entorno laboral y el apoyo social. No es estática y puede cambiar a lo largo de la vida y en respuesta a distintos acontecimientos y circunstancias.

Por ello, la promoción de la salud mental suele abarcar una amplia gama de estrategias, desde medidas preventivas como la gestión del estrés y el equilibrio entre la vida laboral y personal hasta intervenciones terapéuticas para enfermedades mentales ya existentes. El objetivo es fomentar la resiliencia individual y crear un entorno social de apoyo que permita a las personas alcanzar su plena salud mental.

Diferencia entre salud mental y enfermedad mental

Salud mental y enfermedad mental son dos conceptos que, aunque relacionados, representan aspectos diferentes de la experiencia humana.

La salud mental suele definirse como un estado positivo de bienestar emocional y psicológico. Incluye la capacidad de afrontar el estrés, mantener relaciones y participar en la vida social y profesional. La enfermedad mental, en cambio, es un estado negativo caracterizado por síntomas como ansiedad, depresión, trastorno obsesivo-compulsivo u otros trastornos emocionales y cognitivos.

La salud mental es un continuo más que un estado fijo. Una persona puede estar mentalmente sana en algunas áreas y tener problemas en otras. La enfermedad mental suele considerarse un trastorno específico con criterios diagnosticables, aunque existe un espectro de gravedad. La salud mental se promueve a través de una serie de medidas preventivas como la alimentación sana, la actividad física, el apoyo social y la gestión del estrés.

Las enfermedades mentales, en cambio, suelen requerir un tratamiento médico y/o terapéutico específico en función del diagnóstico y la gravedad de la enfermedad.

La salud mental suele considerarse una condición influida por la sensación de bienestar del individuo, así como por factores sociales y culturales. Aunque las enfermedades mentales también pueden estar influidas por factores sociales y culturales, suelen ser el resultado de una compleja interacción de factores genéticos, neuroquímicos y ambientales.

La enfermedad mental suele conllevar un estigma social que no se aplica por igual al concepto más amplio de salud mental. Este estigma puede afectar a la voluntad de buscar tratamiento o revelar la enfermedad.

Las enfermedades mentales suelen tener criterios diagnósticos claros y suelen identificarse mediante evaluación clínica y, posiblemente, pruebas. La salud mental es un concepto más subjetivo para el que no existen herramientas de medición normalizadas, aunque existen diversas escalas y cuestionarios para evaluar el bienestar emocional y psicológico.

Mientras que la salud mental tiene un amplio impacto en la calidad de vida, afectando a todos los aspectos del funcionamiento diario, la enfermedad mental puede ser gravemente limitante en ciertas áreas de la vida, dependiendo de la naturaleza y gravedad de la condición. La salud mental es una condición dinámica que puede cambiar con el tiempo, mientras que las enfermedades mentales suelen ser condiciones crónicas que requieren tratamiento a largo plazo, aunque también hay enfermedades mentales agudas.

Frecuencia y distribución

En la prevalencia y prevalencia de las enfermedades mentales influyen muchos factores, como la ubicación geográfica, las características demográficas de la población, el acceso a los servicios sanitarios y las normas culturales.

Según la Organización Mundial de la Salud (OMS), las enfermedades mentales son una de las principales causas de enfermedad y discapacidad en todo el mundo. Se calcula que unos 450 millones de personas en todo el mundo padecen algún tipo de enfermedad mental.

La depresión y los trastornos de ansiedad figuran entre las enfermedades mentales más diagnosticadas. La OMS calcula que más de 260 millones de personas en todo el mundo padecen un trastorno de ansiedad y unos 264 millones depresión. La esquizofrenia, el trastorno bipolar, los trastornos de la personalidad, el trastorno obsesivo-compulsivo y el trastorno de estrés postraumático son otros ejemplos de enfermedades mentales que, aunque menos comunes que la depresión y la ansiedad, pueden tener un impacto significativo en los individuos afectados y en quienes les rodean.

Aunque las enfermedades mentales pueden aparecer en cualquier grupo de edad, hay ciertas fases de la vida en las que la vulnerabilidad es mayor, como la adolescencia y la vejez. Diagnósticos como el TDAH y los trastornos del espectro autista son cada vez más frecuentes en adolescentes.

Las mujeres tienen más probabilidades de verse afectadas por ciertas enfermedades mentales, como la depresión y los trastornos de ansiedad, mientras que los hombres presentan una mayor prevalencia de abuso de sustancias y comportamiento antisocial.

Las tasas de prevalencia de las enfermedades mentales pueden variar según la cultura y la región. Por ejemplo, las tasas de depresión son más altas en algunos países occidentales que en otras partes del mundo, pero esto también puede deberse a diferentes criterios de diagnóstico y actitudes sociales.

Acontecimientos como la pandemia de COVID-19 han provocado un aumento significativo de enfermedades mentales como la ansiedad y la depresión. Estas crisis mundiales pueden exacerbar enfermedades ya existentes y crear nuevos casos.

A pesar de las elevadas tasas de prevalencia, la salud mental sigue siendo a menudo un ámbito desatendido dentro del sistema sanitario. Muchas personas no reciben un diagnóstico o tratamiento para su enfermedad, lo que agrava el problema. La estigmatización de la enfermedad mental tiene un efecto en cadena. Las prioridades de la atención sanitaria también suelen ir en otra dirección. En muchos países, la financiación de la salud mental es insuficiente en comparación con la de la medicina somática. Esto puede manifestarse en un menor número de profesionales, una disponibilidad limitada de opciones de tratamiento y tiempos de espera más largos para los pacientes. Debido a estos factores, las enfermedades mentales suelen no diagnosticarse o tratarse de forma inadecuada, lo que a la larga genera costes individuales y sociales.

La elevada prevalencia de las enfermedades mentales también tiene importantes consecuencias económicas, como la pérdida de productividad, el aumento de los costes sanitarios y la presión sobre los sistemas sociales.

Modelo biopsicosocial

El modelo biopsicosocial es un enfoque integrador del estudio de la salud y la enfermedad que considera los factores biológicos, psicológicos y sociales como elementos que interactúan en el desarrollo y mantenimiento de la enfermedad. Este modelo fue introducido por primera vez por el psiquiatra George Engel en 1977 y es una ampliación del modelo biomédico tradicional, que se centra principalmente en las causas biológicas de la enfermedad.

Los factores biológicos se refieren a los aspectos físicos de un individuo que influyen en su salud y bienestar. Incluyen predisposiciones genéticas, procesos neuroquímicos en el cerebro, niveles hormonales y otros mecanismos fisiológicos. En relación con las enfermedades mentales, por ejemplo, los factores biológicos pueden desempeñar un papel en el desarrollo de la depresión a través de desequilibrios neuroquímicos o en el desarrollo de la esquizofrenia a través de la predisposición genética.

Los factores psicológicos incluyen pensamientos, sentimientos, actitudes y comportamientos que pueden influir en la salud. Entre ellos figuran, por ejemplo, la gestión del estrés, la autoimagen, la regulación emocional y las distorsiones cognitivas. En cuanto a las enfermedades mentales, por ejemplo, una imagen negativa de uno mismo puede contribuir al desarrollo o empeoramiento de la depresión, mientras que los trastornos de ansiedad suelen asociarse a determinados patrones de comportamiento y asociaciones de pensamiento.

Los factores sociales se refieren a las circunstancias y relaciones externas que influyen en el bienestar de un individuo. Incluyen la situación socioeconómica, la educación, la cultura, la estructura familiar y el apoyo social. Estos factores pueden tener efectos tanto protectores como perjudiciales. Por ejemplo, una red social fuerte puede proteger contra la enfermedad mental, mientras que el aislamiento social o la discriminación pueden aumentar la probabilidad de desarrollar la enfermedad.

El modelo biopsicosocial subraya que estos tres niveles interactúan de forma compleja y dinámica. Por ejemplo, un desequilibrio genético de los neurotransmisores (factor biológico) puede aumentar la probabilidad de desarrollar un trastorno de ansiedad desencadenado por acontecimientos vitales estresantes (factor social) y reforzado por patrones de pensamiento negativos (factor psicológico).

Este enfoque integrador tiene importantes implicaciones para el diagnóstico, el tratamiento y la prevención de enfermedades, incluidas las mentales. Promueve un enfoque holístico que no sólo se centra en el tratamiento de los síntomas, sino que también tiene en cuenta los diversos factores de influencia que contribuyen al desarrollo y mantenimiento de las enfermedades. De este modo, el modelo biopsicosocial permite una atención sanitaria más integral e individualizada.

La estigmatización y sus consecuencias

La estigmatización de las enfermedades mentales es un fenómeno social muy arraigado que puede tener graves consecuencias tanto para las personas afectadas como para la sociedad en su conjunto. Se produce cuando las personas con enfermedades mentales son discriminadas o estigmatizadas a causa de su diagnóstico. Los efectos del estigma pueden ser múltiples y afectar a varios ámbitos de la vida:

El estigma puede conducir a una baja autoestima y a una percepción negativa de uno mismo. Algunas personas afectadas interiorizan el estigma social, lo que se denomina "autoestigma" y puede llevarles a verse a sí mismas como menos valiosas o menos capaces.

Por miedo a la discriminación o al rechazo, muchas personas con enfermedades mentales se alejan del contacto social. Esto a menudo exacerba los síntomas y puede conducir a un mayor aislamiento y soledad.

El estigma puede manifestarse en diversas formas de discriminación, ya sea en la búsqueda de trabajo, en el empleo o en el acceso a servicios e instalaciones. El estigma puede hacer que las personas con enfermedades mentales no tengan un acceso adecuado a la atención médica y la terapia. Algunos son reacios a buscar ayuda profesional o se encuentran con la incomprensión y los prejuicios de los profesionales médicos.

El estrés del estigma puede empeorar los síntomas de la enfermedad mental y dificultar mucho el proceso de recuperación. Debido al estigma, muchos enfermos renuncian a un diagnóstico y tratamiento adecuados, lo que puede provocar un deterioro de su salud y un aumento de los costes para el sistema sanitario.

La salud mental suele quedar relegada en la agenda política, lo que a su vez se traduce en una inversión insuficiente en investigación y asistencia. La falta de tratamiento y la reducción del potencial de ingresos de las personas con enfermedades mentales pueden causar importantes pérdidas económicas, tanto en términos de costes médicos directos como de pérdida de productividad.

La educación y la sensibilización son esenciales para combatir los efectos negativos de la estigmatización. Además, para mejorar las condiciones de las personas con enfermedades mentales se necesitan políticas que incluyan leyes contra la discriminación y mejores programas de formación para los profesionales de la salud.

Causas y factores de riesgo

Las enfermedades mentales suelen tener una etiología compleja compuesta por diversos factores.

Algunas enfermedades mentales como la esquizofrenia o el trastorno bipolar tienen un fuerte componente genético. Los estudios familiares han demostrado que el riesgo de padecer ciertos trastornos aumenta si los parientes cercanos también están afectados. Las desviaciones en la neuroquímica, por ejemplo en el equilibrio de la serotonina o la dopamina, pueden provocar enfermedades mentales como depresión o trastornos de ansiedad. Las anomalías estructurales del cerebro también pueden influir. Las fluctuaciones hormonales, por ejemplo durante la pubertad, el embarazo o la menopausia, pueden desencadenar o intensificar los síntomas psicológicos.

Los malos tratos, las experiencias violentas u otros acontecimientos traumáticos, especialmente en la infancia, pueden aumentar el riesgo de enfermedad mental. El estrés crónico y las estrategias de afrontamiento ineficaces pueden empeorar la salud mental. Los patrones de pensamiento negativos y las distorsiones cognitivas pueden contribuir a una serie de enfermedades mentales, especialmente los trastornos de ansiedad y la depresión.

La pobreza y el bajo nivel socioeconómico están igualmente asociados a un mayor riesgo de padecer ciertas enfermedades mentales. La falta de apoyo social puede aumentar el riesgo de enfermedad mental, mientras que una red social sólida puede actuar como amortiguador frente a los problemas de salud mental.

El estigma cultural y las expectativas sociales asociadas también pueden causar estrés y aumentar el riesgo de enfermedad mental.

Es importante destacar que estos factores suelen interactuar de forma compleja e interactiva. Por ejemplo, una predisposición genética a padecer un trastorno de ansiedad puede verse desencadenada por un acontecimiento vital estresante y reforzada por estrategias de afrontamiento negativas.

Dado que las causas son tan diversas e interdependientes, el diagnóstico y tratamiento de las enfermedades mentales suele requerir un enfoque multidisciplinar que puede incluir una combinación de terapia farmacológica, psicoterapia y apoyo social.

Factores genéticos

Los factores genéticos desempeñan un papel importante en diversas enfermedades mentales. Sin embargo, rara vez es un único gen el responsable del desarrollo de una enfermedad mental. Más bien, varios genes suelen interactuar entre sí y con factores ambientales.

La mayoría de las enfermedades mentales están influidas por múltiples genes, cada uno de los cuales sólo tiene un pequeño efecto en el riesgo global de padecer el trastorno. Este concepto de herencia poligénica implica que numerosas variaciones genéticas pueden actuar conjuntamente para aumentar la susceptibilidad a un trastorno concreto.

Los factores genéticos pueden modular la sensibilidad a los factores ambientales. Así, los individuos con predisposición genética a la depresión pueden ser más susceptibles a los efectos negativos del estrés o las experiencias traumáticas.

La epigenética se ocupa de los cambios en la expresión de los genes provocados por influencias ambientales y no por cambios en la propia secuencia del ADN. El estrés, la nutrición y otros factores pueden dejar marcas epigenéticas que influyan en la actividad de determinados genes y contribuyan así al desarrollo de enfermedades mentales.

Los estudios con familias, y en especial con gemelos idénticos, ofrecen importantes perspectivas sobre el trasfondo genético de las enfermedades mentales. Cuando los gemelos idénticos presentan una mayor tasa de concordancia para un trastorno concreto que los gemelos fraternos, esto suele interpretarse como un indicio de un fuerte componente genético.

Los estudios de asociación de genoma completo (GWAS) comparan los genomas de muchas personas para identificar variaciones genéticas asociadas a una enfermedad concreta. Aunque estos estudios pueden identificar marcadores genéticos importantes, a menudo sólo explican una pequeña parte de la susceptibilidad genética a una enfermedad.

Comprender las bases genéticas de las enfermedades mentales puede ayudar a desarrollar estrategias de tratamiento personalizadas. Por ejemplo, los fármacos podrían adaptarse específicamente a la composición genética de un individuo para aumentar la eficacia del tratamiento y minimizar los efectos secundarios.

En general, el papel de los factores genéticos en las enfermedades mentales es complejo y está modulado por una serie de otros factores, como el entorno, la experiencia vital y la resiliencia individual. La interacción de estos distintos elementos hace que el estudio y el tratamiento de las enfermedades mentales sea una tarea especialmente compleja.

Factores medioambientales

Los factores ambientales tienen una influencia significativa en el desarrollo y la evolución de las enfermedades mentales. A menudo interactúan con factores genéticos y psicológicos, lo que aumenta la complejidad de las causas de las enfermedades mentales.

Las experiencias traumáticas en la infancia, como los abusos físicos, emocionales o sexuales, pueden tener efectos psicológicos a largo plazo, como un mayor riesgo de depresión, trastornos de ansiedad y trastorno de estrés postraumático. El estilo de crianza de los padres, incluido el apoyo emocional y la estructura que proporcionan, puede tener un impacto significativo en la salud mental del niño.

El bajo nivel socioeconómico y la falta de acceso a una educación de calidad pueden causar estrés y aumentar el riesgo de padecer diversas enfermedades mentales. La inseguridad y el estrés asociados al desempleo o a un entorno laboral tóxico también pueden desencadenar o agravar enfermedades mentales.

La falta de apoyo social puede provocar sentimientos de soledad y vulnerabilidad a enfermedades mentales como la depresión y los trastornos de ansiedad. Los problemas en las relaciones, ya sea con la familia, los amigos o la pareja, pueden causar estrés y desencadenar o exacerbar los síntomas de salud mental.

Los accidentes, las catástrofes naturales o las pérdidas personales pueden desencadenar reacciones de estrés agudo y problemas de salud mental a largo plazo, como el trastorno de estrés postraumático. Incluso los factores de estrés aparentemente menores, como el estrés de los exámenes, las mudanzas o los retos profesionales, pueden acumularse y tener un impacto negativo en la salud mental.

La estigmatización de las enfermedades mentales puede hacer que las personas no busquen ayuda y permanezcan así en un estado que agrava sus síntomas. Las expectativas y normas culturales pueden ejercer presión y contribuir así al desarrollo de enfermedades mentales como los trastornos alimentarios o los trastornos de ansiedad.

El consumo de sustancias psicoactivas puede aumentar el riesgo de desarrollar enfermedades mentales y exacerbar los síntomas existentes. Existen pruebas de que la exposición a determinadas toxinas, como los metales pesados, en la infancia puede aumentar el riesgo de desarrollar enfermedades mentales.

Dado que los factores ambientales son polifacéticos y están interrelacionados, es crucial adoptar un enfoque integral del diagnóstico y el tratamiento de las enfermedades mentales. Esto debe incluir una combinación de terapia farmacológica, psicoterapia e intervenciones ambientales para satisfacer las necesidades individuales de los afectados.

Acontecimientos traumáticos

Los acontecimientos traumáticos son tipos particulares de factores ambientales que pueden tener un profundo impacto en la salud mental. Incluyen sucesos agudos y repentinos como catástrofes naturales, actos de violencia o accidentes graves, pero también experiencias duraderas o recurrentes como abusos o experiencias bélicas. Las consecuencias psicológicas pueden ser múltiples y abarcar desde reacciones de estrés agudo hasta afecciones crónicas como el trastorno de estrés postraumático (TEPT).

Inmediatamente después de un suceso traumático, las personas pueden experimentar una reacción de estrés agudo que puede ir desde síntomas físicos como temblores o taquicardia hasta síntomas psicológicos como desorientación o entumecimiento emocional. Si esta reacción no remite o empeora, puede convertirse en una enfermedad mental más grave, como el TEPT.

El trastorno de estrés postraumático (TEPT) es una enfermedad mental que puede aparecer tras experimentar o presenciar un acontecimiento traumático. Los síntomas incluyen flashbacks, pesadillas, angustia excesiva ante los recuerdos del trauma y conductas de evitación.

La forma de TEPT complejo suele desarrollarse tras una exposición prolongada o repetida a acontecimientos traumáticos, como es el caso de los malos tratos o la tortura a largo plazo. Se caracteriza por síntomas adicionales como entumecimiento emocional, alienación y dificultad para regular los afectos.

Los acontecimientos traumáticos también pueden favorecer el desarrollo o la exacerbación de otras enfermedades mentales como la depresión, los trastornos de ansiedad o las adicciones. No todas las personas que sufren un acontecimiento traumático desarrollan un trastorno mental. Factores como el apoyo social, las experiencias vitales pasadas y las estrategias individuales de afrontamiento pueden aumentar la resistencia a los efectos psicológicos del trauma.

Las percepciones sociales del trauma y el estigma resultante pueden influir en la voluntad de buscar ayuda, así como en el propio proceso de curación. Las normas culturales también pueden influir en la forma en que las personas experimentan y procesan los acontecimientos traumáticos.

Factores biológicos como desequilibrios químicos en el cerebro

Los factores biológicos, especialmente los desequilibrios químicos en el cerebro, desempeñan un papel central en el desarrollo y mantenimiento de algunas enfermedades mentales. Los neurotransmisores, los mensajeros químicos del sistema nervioso, suelen estar directamente implicados en la sintomatología de los trastornos mentales. He aquí algunos de los aspectos más importantes a tener en cuenta en relación con los factores biológicos y las enfermedades mentales:

Neurotransmisores y hormonas

- Serotonina: una deficiencia o desequilibrio de este neurotransmisor se asocia a menudo con la depresión, la ansiedad y los trastornos del sueño. Muchos antidepresivos actúan inhibiendo la recaptación de serotonina en las células nerviosas, lo que aumenta su disponibilidad en la hendidura sináptica.

- Dopamina: este neurotransmisor es crucial para las sensaciones de recompensa y placer y desempeña un papel en trastornos como la esquizofrenia y ciertas adicciones.
- Norepinefrina: Interviene en la regulación de las respuestas al estrés y el estado de ánimo, un desequilibrio puede provocar trastornos de ansiedad y depresión.
- Cortisol: La "hormona del estrés" suele elevarse en estados crónicos de estrés y las enfermedades mentales resultantes, como el agotamiento o los trastornos de ansiedad.

Estructura y función del cerebro

- Corteza prefrontal: responsable de funciones ejecutivas como la toma de decisiones y el control de los impulsos. Las disfunciones en esta zona suelen asociarse al trastorno por déficit de atención con hiperactividad (TDAH) y a ciertos trastornos de la personalidad.
- Amígdala: esta región del cerebro es fundamental para el procesamiento de las emociones y suele asociarse a trastornos de ansiedad y estrés postraumático.
- Hipocampo: interviene en el almacenamiento de recuerdos y la regulación de las respuestas al estrés. En la depresión y el TEPT suelen producirse alteraciones en esta región.

Factores genéticos

Aunque no existen "genes de la enfermedad mental", los factores genéticos pueden aumentar el riesgo. A menudo se trata de trastornos poligénicos, en los que varios genes en combinación con factores ambientales aumentan el riesgo.

El conocimiento de los factores biológicos permite desarrollar fármacos que intervienen específicamente en los procesos neuroquímicos. Los antidepresivos, antipsicóticos y otros fármacos pueden proporcionar alivio sintomático, pero a menudo con el riesgo de efectos secundarios.

Los factores biológicos rara vez actúan de forma aislada, sino que interactúan con factores psicológicos, sociales y ambientales. El llamado modelo biopsicosocial intenta captar estas complejas interacciones y sirve de base para un enfoque holístico de la terapia.

La comprensión de los factores biológicos y su papel en las enfermedades mentales es un campo de investigación dinámico que genera constantemente nuevos conocimientos. Estos hallazgos son esenciales para el desarrollo de estrategias de tratamiento más eficaces y específicas.

Interacciones entre factores de riesgo

El desarrollo y mantenimiento de las enfermedades mentales es un proceso en el que influyen diversos factores. A menudo no son factores de riesgo aislados los que desencadenan o agravan una enfermedad, sino la interacción de diversos elementos de las esferas biológica, psicológica y social.

El riesgo de padecer muchas enfermedades mentales viene determinado por una combinación de factores genéticos y ambientales. Por ejemplo, las personas con predisposición genética a la depresión pueden desarrollar esta enfermedad si están expuestas a determinados acontecimientos vitales estresantes. En estos casos, los factores genéticos y ambientales se refuerzan mutuamente.

El estrés crónico puede tener efectos significativos en la salud física, incluidos cambios en los niveles hormonales y la actividad de los neurotransmisores en el cerebro. Estos cambios biológicos pueden, a su vez, aumentar el riesgo de desarrollar o empeorar enfermedades mentales, desde trastornos de ansiedad hasta depresión.

El entorno social puede tanto exacerbar como aliviar los síntomas de las enfermedades mentales. El retraimiento social, a menudo consecuencia de la estigmatización de la enfermedad mental, puede aumentar la sensación de aislamiento y provocar un empeoramiento de los síntomas. Por otro lado, una comunidad de apoyo puede servir de amortiguador contra los efectos negativos de la enfermedad.

La capacidad de afrontar acontecimientos estresantes o traumáticos (resiliencia) está influida por una combinación de factores personales, sociales y biológicos. La falta de resiliencia puede exacerbar los efectos del trauma y aumentar el riesgo de desarrollar un trastorno de estrés postraumático u otras enfermedades mentales.

Factores cognitivos como las creencias, las autopercepciones y los patrones de pensamiento interactúan estrechamente con otros factores de riesgo. Por ejemplo, las creencias negativas pueden aumentar los sentimientos de impotencia durante acontecimientos estresantes, lo que a su vez puede aumentar el riesgo de desarrollar depresión.

Las enfermedades mentales suelen ser el resultado de una serie de factores que interactúan entre sí. Incluso en los casos en que existe una base biológica clara, como en algunas formas de esquizofrenia, los factores psicosociales suelen desempeñar también un papel decisivo.

Debido a las complejas interacciones entre los diversos factores de riesgo, lo más eficaz suele ser un enfoque multidisciplinar y holístico del diagnóstico y el tratamiento de las enfermedades mentales. Solo comprendiendo estas complejas interacciones pueden los terapeutas y médicos elaborar planes de tratamiento específicos y completos.

Aspectos sociales y culturales

Los aspectos sociales y culturales desempeñan un papel importante en el desarrollo, la manifestación y el tratamiento de las enfermedades mentales. Estos aspectos están profundamente arraigados en las normas, valores y expectativas de una sociedad y pueden ser tanto factores de protección como de riesgo para la salud mental.

En muchas culturas, las enfermedades mentales están estigmatizadas o son tabú, lo que hace que quienes las padecen no busquen ayuda profesional o guarden silencio sobre sus síntomas. La enfermedad se percibe como debilidad y fracaso. El miedo a la exclusión social puede ser un obstáculo importante para acceder al tratamiento y agravar el curso de la enfermedad.

Los roles y las expectativas que la sociedad deposita en el género también pueden repercutir en la salud mental. Por ejemplo, la presión social para ajustarse a determinados ideales de masculinidad o feminidad puede generar estrés y ansiedad, lo que puede repercutir negativamente en la salud mental.

La pobreza y el bajo nivel socioeconómico son factores de riesgo significativos para muchos tipos de enfermedades mentales. El estrés causado por la inseguridad económica y el acceso limitado a una atención sanitaria de calidad puede aumentar la probabilidad de desarrollar una enfermedad mental o exacerbar los síntomas existentes.

En algunas culturas, la enfermedad mental se considera el resultado de fallos espirituales o morales, lo que puede dificultar el acceso a tratamientos basados en la ciencia. En otras culturas, se favorecen los métodos curativos alternativos, que no siempre son coherentes con los enfoques médicos basados en pruebas.

La orientación de una cultura hacia valores colectivos o individuales puede influir en la forma de percibir y tratar las enfermedades mentales. En las culturas colectivistas, la familia puede desempeñar un papel central a la hora de afrontar la enfermedad, mientras que en las culturas individualistas la atención se centra más en la autonomía individual y la autorrealización.

La forma en que está estructurado un sistema sanitario, incluida la financiación y accesibilidad de los servicios de salud mental, es otro aspecto social que puede influir en el tratamiento de las enfermedades mentales. Un sistema bien financiado y accesible puede proporcionar un tratamiento precoz y eficaz a los afectados, mientras que un sistema infrafinanciado puede tener el efecto contrario.

La consideración de los aspectos sociales y culturales es esencial para una comprensión holística de la enfermedad mental. Estos factores pueden influir tanto en la prevención como en el tratamiento y deben tenerse en cuenta en los enfoques terapéuticos integrales.

Tipos comunes de enfermedades mentales

Trastornos depresivos

Los trastornos depresivos son un grupo de enfermedades mentales caracterizadas por sentimientos persistentes de tristeza, desesperanza y una disminución del interés o placer por actividades que normalmente se consideran placenteras. Estos sentimientos van más allá de las fluctuaciones normales del estado de ánimo o de las reacciones temporales a acontecimientos vitales y merman significativamente la capacidad de la persona para desenvolverse en el día a día. Los trastornos depresivos pueden variar en gravedad y a menudo tienen un curso crónico o recurrente.

Principales tipos de trastornos depresivos

- Depresión mayor (también conocida como depresión unipolar): Es la forma más conocida de trastorno depresivo. Se caracteriza por una profunda tristeza, falta de energía e interés, y problemas de sueño y apetito.
- Distimia (también conocida como trastorno depresivo persistente): Esta forma es menos grave que la depresión mayor, pero dura más tiempo, a menudo años. Los síntomas son similares, pero suelen ser menos intensos.
- Trastorno bipolar: Aunque no se clasifica exclusivamente como trastorno depresivo, el trastorno bipolar contiene episodios depresivos

como uno de sus polos. El otro polo se caracteriza por episodios maníacos o hipomaníacos.

- Trastorno afectivo estacional (TAE): suele aparecer en los meses más oscuros y desaparece en primavera y verano. Se asocia a la falta de luz solar.
- Depresión posparto: esta forma de depresión puede aparecer tras el nacimiento de un hijo y es más intensa y duradera que la "melancolía posparto" que muchas mujeres experimentan poco después de dar a luz.

Causas y factores de riesgo

Las causas de los trastornos depresivos son complejas y no pueden reducirse a un único factor. Son el resultado de una interacción de factores biológicos, psicológicos y sociales que pueden tener efectos diferentes en los individuos.

Los factores biológicos son uno de los aspectos clave que pueden influir en el desarrollo de la depresión. A menudo se hace referencia a neurotransmisores como la serotonina, la dopamina y la norepinefrina, cuyo desequilibrio en el cerebro puede afectar al estado de ánimo y al bienestar. Los cambios hormonales, por ejemplo durante el embarazo, la menopausia o como consecuencia de una enfermedad, también pueden favorecer la depresión.

La predisposición genética es otro factor biológico importante. Los individuos con antecedentes familiares de trastornos depresivos tienen un mayor riesgo de desarrollar depresión ellos mismos. Esto indica una posible predisposición genética, aunque aún no se han identificado claramente los genes específicos responsables del desarrollo de la depresión.

A nivel psicológico, los traumas, el estrés crónico y otros acontecimientos vitales estresantes como la pérdida de un familiar, el divorcio o el desempleo pueden provocar síntomas depresivos. La resiliencia individual, es decir, la capacidad de hacer frente al estrés psicológico, desempeña aquí un papel decisivo. Los factores cognitivos, incluidos los patrones de pensamiento negativos y la baja autoestima, también pueden contribuir al desarrollo y mantenimiento de la depresión.

Tampoco hay que descuidar la dimensión social. El aislamiento social y la falta de una red social de apoyo pueden exacerbar o desencadenar síntomas depresivos. Las normas culturales y sociales que, por ejemplo, regulan la expresión de las emociones o establecen determinadas expectativas de rol, también pueden influir en la experiencia y la expresión de los síntomas depresivos.

Algunos estudios también apuntan al posible papel de factores relacionados con el estilo de vida, como la dieta, el ejercicio y los patrones de sueño. Por ejemplo, la falta de actividad física suele asociarse a un mayor riesgo de depresión, mientras que una dieta equilibrada y dormir lo suficiente se consideran factores preventivos.

En conjunto, el panorama de las causas de los trastornos depresivos es, por tanto, extremadamente complejo. Varios factores pueden estar presentes al mismo tiempo e interactuar entre sí, y su importancia puede variar de una persona a otra. Esta complejidad dificulta el desarrollo de una teoría universalmente válida de las causas de los trastornos depresivos, pero también deja claro por qué los enfoques terapéuticos individualizados suelen ser los más eficaces.

Diagnóstico y tratamiento

El diagnóstico de un trastorno depresivo suele realizarse mediante una entrevista clínica y cuestionarios estandarizados. Las opciones de tratamiento incluyen psicoterapia (por ejemplo, terapia cognitivo-conductual), medicación (como antidepresivos) y, en casos graves, terapia electroconvulsiva (TEC). La elección del tratamiento depende del tipo y la gravedad de la depresión, así como de las características individuales del paciente.

Si no se tratan, los trastornos depresivos pueden tener graves repercusiones en todos los ámbitos de la vida, desde el rendimiento laboral hasta las relaciones y la salud física. También se asocian a un mayor riesgo de suicidio y autolesiones.

Debido a la complejidad de la enfermedad y a la multitud de ámbitos de la vida que se ven afectados, lo más eficaz suele ser un enfoque terapéutico integrado que tenga en cuenta tanto los aspectos médicos como los psicosociales.

Trastornos de ansiedad

Los trastornos de ansiedad son una categoría de enfermedades mentales caracterizadas por ansiedad, preocupación o miedo excesivos y persistentes. Estas emociones son tan intensas que interfieren en el funcionamiento diario y la calidad de vida de los afectados. Aunque la ansiedad es una emoción humana normal e incluso puede ser beneficiosa en determinadas situaciones, en los trastornos de ansiedad se percibe como desproporcionada y difícil de controlar.

Principales tipos de trastornos de ansiedad

- Trastorno de Ansiedad Generalizada (TGA): Las personas con TGA experimentan ansiedad o preocupación persistentes y excesivas por diversos aspectos de la vida, como el trabajo, la salud o las relaciones, a menudo sin un desencadenante específico.
- Trastorno de pánico: Se caracteriza por ataques de pánico recurrentes e inesperados que son intensos y a menudo ocurren sin un desencadenante claro. El miedo a sufrir nuevos ataques puede hacer que el afectado evite determinados lugares o situaciones.
- Trastorno de ansiedad social (fobia social): Implica miedo o ansiedad intensos en situaciones

sociales o de actuación, a menudo por temor a ser evaluado o juzgado negativamente.

- Fobias específicas: miedo excesivo e irracional a objetos o situaciones específicos, como las alturas, las arañas o volar.
- Trastorno obsesivo-compulsivo (TOC) y trastorno de estrés postraumático (TEPT): Aunque a menudo se clasifican por separado, estos trastornos tienen la ansiedad como síntoma principal y a veces se discuten bajo el paraguas de los trastornos de ansiedad.

Causas y factores de riesgo

Las causas de los trastornos de ansiedad son complejas y pueden incluir una combinación de factores genéticos, biológicos, ambientales y psicológicos. Las experiencias traumáticas, el estrés, los antecedentes familiares e incluso determinadas afecciones médicas pueden contribuir al desarrollo o la exacerbación de un trastorno de ansiedad.

Diagnóstico y tratamiento

El diagnóstico suele basarse en la evaluación clínica realizada por un médico o psicólogo especialista y puede apoyarse en cuestionarios estandarizados. Las estrategias de tratamiento varían en función del tipo de trastorno de ansiedad y de su gravedad, pero pueden incluir terapia cognitivo-conductual, medicación (como antidepresivos o ansiolíticos) y, en algunos casos, formas especializadas de terapia como la terapia de exposición.

Sin un tratamiento adecuado, los trastornos de ansiedad pueden afectar significativamente a la vida personal y profesional. Pueden provocar aislamiento social, problemas laborales, dificultades académicas e incluso problemas de salud física, ya que el estrés y la ansiedad crónicos pueden comprometer el sistema inmunitario.

Es importante tratar los trastornos de ansiedad como enfermedades graves que requieren evaluación y tratamiento profesionales. Con el tratamiento adecuado, la mayoría de las personas con trastornos de ansiedad pueden llevar una vida plena y productiva.

Trastornos de la personalidad

Los trastornos de la personalidad son una clase de enfermedades mentales caracterizadas por patrones persistentes de comportamiento, cogniciones y experiencias internas que se desvían notablemente de las expectativas de la sociedad. Estos patrones son fijos y extensos, y en muchos casos conducen a deficiencias en el funcionamiento social, laboral u otras áreas importantes. A diferencia de muchos otros trastornos mentales, que pueden ser episódicos, los trastornos de la personalidad suelen ser trastornos duraderos que suelen manifestarse al final de la adolescencia o al principio de la edad adulta.

Principales tipos de trastornos de la personalidad

- Grupo A (excéntrico o peculiar): Incluye el trastorno paranoide, esquizoide y esquizotípico de la personalidad. Los individuos con estos trastornos suelen mostrar un comportamiento que se considera extraño o excéntrico.
- Grupo B (dramático, emocional o impredecible): Incluye el trastorno límite, narcisista, histriónico y antisocial de la personalidad. Estos trastornos suelen asociarse a experiencias emocionales intensas y comportamientos impulsivos.
- Grupo C (ansioso o temeroso): Incluye el trastorno de la personalidad por evitación, el dependiente y el obsesivo-compulsivo. Las personas con estos trastornos tienden a mostrarse ansiosas o temerosas en sus interacciones con los demás.

Causas y factores de riesgo

Las causas exactas de los trastornos de la personalidad no se conocen del todo, pero probablemente sean el resultado de una combinación de factores genéticos, biológicos y ambientales. Los traumas infantiles, las relaciones familiares, el entorno social e incluso la estructura cerebral pueden desempeñar un papel.

Algunas investigaciones sugieren que una predisposición genética puede desempeñar un papel en el desarrollo de los trastornos de la personalidad. Esta susceptibilidad genética podría estar mediada por una serie de mecanismos, como la regulación de los neurotransmisores que influyen en el comportamiento y las emociones. Pero también pueden influir el desarrollo cerebral en la primera infancia, las influencias hormonales y otros aspectos fisiológicos.

En el plano psicológico, existen varias teorías que intentan explicar el desarrollo de los trastornos de la personalidad. Uno de los enfoques es la teoría del apego, que parte de la base de que la calidad de las relaciones tempranas con los padres u otros cuidadores influye a largo plazo en el comportamiento y las emociones. Los patrones de apego problemáticos en la infancia pueden conducir a un desarrollo emocional perturbado y, por tanto, a trastornos de la personalidad. Las experiencias traumáticas, el maltrato o el abandono en la infancia también suelen asociarse al desarrollo de trastornos de la personalidad.

Los factores sociales también pueden influir. Entre ellos figuran, por ejemplo, la situación socioeconómica, el acceso a la educación y la atención sanitaria, y las normas y valores culturales. En algunas culturas o grupos sociales se fomentan o toleran determinados comportamientos y actitudes que en otros se considerarían patológicos. El entorno social también puede influir en la percepción y la gestión del estrés, lo que a su vez puede influir en el desarrollo de trastornos de la personalidad.

Por último, pero no por ello menos importante, es importante subrayar que estos factores no suelen actuar de forma aislada, sino que interactúan entre sí en una compleja interrelación. Por ejemplo, la susceptibilidad genética en combinación con una infancia problemática y unas condiciones sociales desfavorables podría aumentar significativamente el riesgo de desarrollar un trastorno de la personalidad.

En resumen, las causas de los trastornos de la personalidad son multifactoriales y en ellas influyen diversos factores genéticos, biológicos, psicológicos y sociales. Sin embargo, la investigación en este campo aún está en curso y queda mucho por descubrir para obtener una imagen completa de las causas y sus interacciones.

Diagnóstico y tratamiento

El trastorno de personalidad suele diagnosticarse mediante una evaluación clínica exhaustiva, que puede incluir entrevistas y, posiblemente, cuestionarios estandarizados. El tratamiento suele ser complejo y prolongado y puede incluir psicoterapia (especialmente terapia cognitivo-conductual o terapia dialéctico-conductual), medicación y apoyo social. El pronóstico varía en función del tipo de trastorno de la personalidad y de cada paciente.

Los trastornos de la personalidad pueden tener efectos significativos en la calidad de vida, incluido el aislamiento social, los problemas laborales y una mayor vulnerabilidad a otros problemas de salud mental como la depresión y los trastornos de ansiedad. También pueden asociarse a un mayor riesgo de autolesión y suicidio.

Dado el profundo impacto que tienen en la vida de las personas y sus seres queridos, el diagnóstico precoz y el tratamiento profesional son fundamentales. Aunque los trastornos de la personalidad se consideran difíciles de tratar, muchas personas pueden llevar vidas funcionales y plenas con la terapia y el apoyo adecuados.

Trastornos del espectro autista

Los trastornos del espectro autista (TEA) son trastornos neurológicos y del desarrollo que se manifiestan principalmente en las áreas de la comunicación social y el comportamiento. Forman un "espectro" porque los síntomas y características pueden variar en tipo y gravedad. Los individuos con TEA pueden mostrar dificultades para comprender las señales sociales, intereses restringidos y patrones repetitivos de comportamiento. Los síntomas suelen aparecer en los primeros años de vida y afectan al funcionamiento diario.

Principales características de los TEA

- Comunicación social: problemas para interactuar con los demás, incluidas dificultades para establecer contacto visual, comprender el lenguaje corporal y entablar relaciones.

- Comportamiento repetitivo: Tendencia a realizar movimientos estereotipados o a utilizar objetos, fuerte preferencia por las rutinas y reticencia a cambiar las rutinas diarias.
- Intereses restringidos: Fascinación a menudo intensa por temas o actividades muy específicos, a veces a expensas de otros intereses o actividades generales.

Causas y factores de riesgo

Las causas del trastorno del espectro autista (TEA) aún no se conocen del todo y actualmente son objeto de intensas investigaciones. Al igual que los trastornos de la personalidad, el TEA es un trastorno complejo del neurodesarrollo en el que probablemente influye una combinación de factores genéticos, biológicos y ambientales.

Los factores genéticos desempeñan un papel importante en el desarrollo del TEA. Se han identificado varios genes que pueden aumentar el riesgo de desarrollar el trastorno. Estos genes suelen estar implicados en el desarrollo y la función del sistema nervioso. En algunos casos, también pueden influir mutaciones genéticas raras o anomalías cromosómicas. Sin embargo, es importante destacar que no es un único gen el responsable del autismo, sino que probablemente sea una combinación de genes la que aumente el riesgo.

También pueden influir factores biológicos, como cambios en la estructura o el funcionamiento del cerebro.

Algunos estudios han encontrado diferencias en los cerebros de las personas con TEA en comparación con las que no padecen el trastorno, aunque los mecanismos exactos que conducen a estas diferencias aún no se comprenden del todo.

Los factores ambientales son otro importante campo de investigación. Algunos estudios han señalado posibles factores de riesgo, como la exposición a determinadas sustancias químicas durante el embarazo, las complicaciones en el parto o la edad materna avanzada. Sin embargo, no está claro cómo influyen exactamente estos factores en el riesgo de desarrollar TEA y si actúan de forma independiente o en combinación con factores genéticos.

En cuanto a los factores psicosociales, la ciencia se ha alejado considerablemente de la teoría anticuada y refutada de que el estilo de crianza "frío" o "distante" de un padre podría causar autismo. La investigación actual se centra más en factores biológicos y genéticos objetivos. También se habla de la influencia de la dieta, la salud intestinal y el sistema inmunitario en el TEA, pero las pruebas en estos ámbitos aún no son suficientes para extraer conclusiones concretas.

En resumen, la etiología de los trastornos del espectro autista es compleja y no se conoce del todo. Es probable que una superposición de factores genéticos, biológicos y ambientales contribuya al desarrollo del trastorno. La investigación en este campo es activa y está en constante evolución, con el objetivo de desarrollar una mejor comprensión de las causas y, por tanto, mejores opciones de diagnóstico y tratamiento.

Diagnóstico y tratamiento

El diagnóstico suele realizarse mediante una evaluación exhaustiva, que puede incluir entrevistas con los padres, observaciones del comportamiento y pruebas estandarizadas. No existe una "cura" para el TEA, pero hay varios enfoques terapéuticos que pueden ayudar a controlar los síntomas y mejorar la calidad de vida. Pueden incluir terapia conductual, logopedia y terapia ocupacional, y a veces medicación para tratar síntomas acompañantes como la ansiedad o los problemas de atención.

Los efectos del TEA pueden variar de leves a graves. Algunas personas pueden llevar una vida independiente, mientras que otras necesitan apoyo continuo en diversos aspectos de su vida. También es importante señalar que muchas personas con TEA tienen talentos y capacidades especiales y, con el apoyo y las oportunidades adecuadas, pueden ser capaces de hacer una valiosa contribución a la sociedad.

El tratamiento y el apoyo a las personas con TEA requiere un enfoque interdisciplinario adaptado a las necesidades de cada individuo. Las intervenciones tempranas han demostrado ser especialmente eficaces y pueden mejorar significativamente el pronóstico.

Trastornos adictivos

Los trastornos adictivos, también conocidos como trastornos relacionados con sustancias, son problemas complejos de salud mental caracterizados por un deseo compulsivo e incontrolable de consumir una sustancia o un comportamiento, a pesar de las consecuencias negativas. Pueden incluir adicciones tanto físicas como psicológicas y afectan a diversas sustancias como el alcohol, el tabaco y las drogas, así como a comportamientos como el juego, la alimentación e incluso el uso de Internet.

Principales características de los trastornos adictivos

- Pérdida de control: incapacidad para detener o controlar el consumo de sustancias o el comportamiento.
- Desarrollo de tolerancia: Necesidad de cantidades cada vez mayores de la sustancia para conseguir el efecto deseado, o una reducción significativa del efecto con la misma dosis.
- Síntomas de abstinencia: Síntomas físicos o psicológicos que aparecen cuando se reduce o interrumpe el consumo de la sustancia.
- Descuido de otras áreas de la vida: por ejemplo, actividades sociales, trabajo o escuela.

Causas y factores de riesgo

Los trastornos adictivos son el resultado de una interacción de diferentes factores. Es difícil identificar una única causa de los trastornos adictivos, ya que cada uno de estos factores por sí solo o en combinación puede contribuir al desarrollo de la adicción.

Los factores biológicos pueden desempeñar un papel importante en el desarrollo de trastornos adictivos. Un desequilibrio de neurotransmisores en el cerebro puede aumentar la propensión al comportamiento adictivo. Algunas personas también tienen una predisposición genética a la adicción, como sugieren los estudios sobre gemelos y niños adoptados. Esta susceptibilidad genética puede aumentar el riesgo de adicción, especialmente cuando se combina con otros factores de riesgo. Los trastornos en el sistema de recompensa del cerebro también pueden provocar adicciones, ya que las sustancias o comportamientos que estimulan el sistema de recompensa pueden ejercer una fuerte atracción.

Los factores psicológicos también son cruciales. El estrés, los traumas y otros trastornos psicológicos pueden servir como desencadenantes o reforzadores de conductas adictivas. A menudo, la sustancia o el comportamiento se utilizan como mecanismo de afrontamiento para aliviar emociones o condiciones desagradables. Además, rasgos de personalidad como la impulsividad, la necesidad de gratificación inmediata o la baja autoestima pueden contribuir al desarrollo de la adicción.

Los factores sociales también tienen una gran influencia. El contexto social en el que vive una persona, incluidos la familia, los amigos y las circunstancias generales de la vida, puede aumentar o disminuir el riesgo de desarrollar un trastorno adictivo. El aislamiento social, la pobreza, la falta de educación o vivir en un entorno en el que las sustancias adictivas están fácilmente disponibles son algunos de los factores que pueden aumentar el riesgo. Por otro lado, un entorno social estable y de apoyo puede actuar como amortiguador frente al desarrollo de trastornos adictivos.

Los factores culturales y sociales también influyen. Las normas y actitudes culturales pueden influir en la percepción y el consumo de sustancias o comportamientos potencialmente adictivos. En algunas culturas o comunidades, el consumo de determinadas sustancias puede estar ampliamente aceptado o incluso fomentado, lo que puede aumentar el riesgo de trastornos adictivos.

Es importante destacar que estos factores no suelen actuar de forma aislada unos de otros. Más bien, es la compleja interacción de estas diferentes variables influyentes lo que afecta al desarrollo de una enfermedad adictiva. Por lo tanto, la complejidad de las causas también requiere un enfoque multidisciplinar para la prevención y el tratamiento de los trastornos adictivos.

Diagnóstico y tratamiento

El diagnóstico de un trastorno adictivo suele realizarse mediante una evaluación clínica exhaustiva que incluye entrevistas, pruebas médicas y, en ocasiones, cuestionarios estandarizados. El tratamiento puede incluir una combinación de terapia farmacológica, procedimientos psicoterapéuticos y grupos de autoayuda. Debido a la naturaleza compleja de la enfermedad, suele ser necesario un enfoque multidisciplinar.

Las adicciones no tratadas pueden provocar diversos problemas sanitarios, sociales y económicos, como enfermedades, pérdida de empleo y desintegración de las estructuras familiares. Además, suelen asociarse a un mayor riesgo de comorbilidades de salud mental, como depresión y trastornos de ansiedad, así como a un mayor riesgo de muerte prematura.

Comprender la compleja naturaleza de los trastornos adictivos es fundamental para desarrollar planes de tratamiento eficaces y proporcionar el apoyo necesario. Con el tratamiento y el apoyo adecuados, muchas personas pueden romper el ciclo de la adicción y llevar una vida más plena y saludable.

Trastorno obsesivo-compulsivo

El Trastorno Obsesivo-Compulsivo (TOC) es una enfermedad mental caracterizada por pensamientos recurrentes no deseados (compulsiones) y/o comportamientos o acciones mentales repetitivos (compulsiones). Estos síntomas suelen llevar mucho tiempo y causar un estrés o deterioro considerables en la vida cotidiana.

Principales características del trastorno obsesivo-compulsivo

- Obsesiones: Pensamientos, imágenes o impulsos no deseados e intrusivos que se producen repetidamente y causan ansiedad o malestar.
- Compulsiones: Comportamientos repetidos o acciones mentales que una persona realiza para neutralizar las obsesiones o reducir la ansiedad. Pueden ser acciones como lavarse las manos, contar o comprobar.
- Deterioro: Las compulsiones y/o compulsiones consumen mucho tiempo e interfieren con la rutina normal, las actividades ocupacionales o las relaciones sociales.

Causas y factores de riesgo

El desarrollo del TOC es un proceso en el que influyen diversos factores. Al igual que ocurre con otras enfermedades mentales, es difícil identificar una única causa del TOC. En su lugar, suelen intervenir varios factores que interactúan entre sí

Los factores biológicos se consideran un elemento esencial en el proceso de desarrollo del TOC. Los estudios han señalado ciertas irregularidades en la estructura y el funcionamiento del cerebro, sobre todo en las áreas responsables de la realización de tareas rutinarias y del procesamiento de la ansiedad. Las anomalías en el sistema de neurotransmisores, en particular el sistema serotoninérgico, también se discuten como causas potenciales.

La predisposición genética es otro factor que puede aumentar el riesgo de desarrollar TOC. Los individuos con antecedentes familiares de TOC tienen un mayor riesgo de desarrollar ellos mismos el trastorno. Aunque la naturaleza exacta de los factores genéticos aún no se conoce por completo, hay indicios de que ciertos genes implicados en la regulación del estrés y la ansiedad pueden desempeñar un papel.

Los factores psicológicos y las experiencias vitales también son importantes. Las experiencias traumáticas, especialmente en la infancia, así como los niveles elevados de estrés pueden servir como desencadenantes o amplificadores de los síntomas del TOC. La forma en que una persona afronta el estrés y la ansiedad también puede ser un factor de riesgo. Algunas teorías sugieren que los comportamientos compulsivos sirven como mecanismo de afrontamiento de la ansiedad excesiva.

Los factores sociales y ambientales también pueden influir en el riesgo de desarrollar TOC. Entre ellos se incluyen la dinámica familiar, el estilo de crianza y el entorno social. En particular, un estilo de crianza excesivamente crítico o controlador se ha identificado como un factor de riesgo potencial. El aislamiento social o la falta de una red social de apoyo pueden exacerbar los síntomas.

Las teorías cognitivas sugieren que las creencias y patrones de pensamiento distorsionados, como las pretensiones extremas de perfeccionismo o la excesiva importancia que se concede a determinados pensamientos o acciones, pueden contribuir al mantenimiento del trastorno.

En general, la etiología del TOC es compleja y es probable que la interacción de varios de estos factores sea responsable del desarrollo y mantenimiento del trastorno.

Diagnóstico y tratamiento

El diagnóstico del TOC suele realizarse mediante una evaluación clínica exhaustiva. Puede incluir entrevistas, cuestionarios de autoinforme y, en ocasiones, pruebas neuropsicológicas. El objetivo del tratamiento suele ser reducir los síntomas y mejorar la calidad de vida. Esto puede conseguirse mediante terapia cognitivo-conductual (TCC), medicación como los inhibidores selectivos de la recaptación de serotonina (ISRS) o una combinación de ambos.

Sin tratamiento, el TOC puede ser crónico y afectar negativamente a todos los aspectos de la vida, incluidos el trabajo, la educación y las relaciones. Sin embargo, con un tratamiento adecuado, muchas personas con TOC pueden llevar una vida satisfactoria. Es importante buscar un diagnóstico y un tratamiento precoces, ya que esto puede mejorar mucho el pronóstico.

El tratamiento del TOC suele requerir un enfoque individualizado que tenga en cuenta los síntomas específicos, la gravedad del trastorno y las necesidades individuales de la persona afectada. Las terapias de apoyo y la implicación de la familia como red de apoyo pueden desempeñar un papel importante.

Esquizofrenia y otros trastornos psicóticos

La esquizofrenia es un trastorno mental grave que afecta a la percepción, el pensamiento, las emociones y el comportamiento. Pertenece a una categoría de trastornos comúnmente denominados psicóticos, en los que se altera la comprobación de la realidad. Además de la esquizofrenia, también incluye el trastorno esquizoafectivo, el trastorno esquizotípico de la personalidad y el trastorno psicótico breve.

Principales características de la esquizofrenia y otros trastornos psicóticos

- Delirios: Creencias falsas que se mantienen aunque la realidad las desmienta.
- Alucinaciones: Percepciones como oír, ver o sentir cosas que en realidad no existen.
- Pensamiento perturbado: pensamientos inconexos o confusos, dificultades de concentración y pensamiento lógico.
- Síntomas negativos: Expresividad emocional reducida, apatía, apatía y retraimiento social.

Causas y factores de riesgo

Las causas de la esquizofrenia aún no se conocen de forma concluyente, pero en general se considera que son el resultado de una interacción de factores biológicos, psicológicos y sociales. Esta complejidad dificulta la identificación de causas únicas y claramente definidas del trastorno.

Los factores biológicos son un área central de investigación en lo que se refiere a las causas de la esquizofrenia. Se presta especial atención al sistema dopaminérgico del cerebro. Un desequilibrio de este neurotransmisor se asocia a menudo con los síntomas de la esquizofrenia. Otros neurotransmisores, como la serotonina y el glutamato, también pueden estar implicados. Además, hay pruebas de que las anomalías estructurales del cerebro, sobre todo en las áreas responsables del procesamiento de las emociones y la cognición, pueden desempeñar un papel.

Los factores genéticos también pueden desempeñar un papel importante en el desarrollo de la enfermedad. Los estudios de gemelos idénticos y de familias en las que se da la esquizofrenia sugieren una predisposición genética. Sin embargo, es poco probable que un único gen sea responsable del desarrollo de la enfermedad, sino que parece estar implicada la interacción de varios genes.

Los factores psicológicos y los acontecimientos vitales pueden servir de desencadenantes o catalizadores de la manifestación de la enfermedad. Aunque por sí solos no suelen ser suficientes para causar esquizofrenia, el estrés, los traumas y otras circunstancias vitales estresantes pueden aumentar la vulnerabilidad a la enfermedad, especialmente en individuos con predisposición genética.

También se examinan los factores sociales y medioambientales. Entre ellos se incluyen aspectos como la situación socioeconómica, la educación, el desempleo, el aislamiento social y la vida urbana. Algunos estudios sugieren que las personas que crecen o viven en entornos urbanos pueden tener un mayor riesgo de padecer esquizofrenia. Aunque el mecanismo exacto no está claro, se cree que los factores de estrés asociados a la vida en la ciudad pueden aumentar el riesgo.

Otros factores de riesgo pueden ser la exposición prenatal a infecciones, la desnutrición o el estrés durante el embarazo de la madre. El proceso del parto, especialmente complicaciones como la falta de oxígeno, también podría ser un factor de riesgo.

Existen pruebas de que el consumo de determinadas drogas, en particular el cannabis, puede aumentar el riesgo de desarrollar esquizofrenia, pero es importante destacar que el consumo de drogas por sí solo no suele ser suficiente para "causar" esquizofrenia. Por el contrario, puede actuar como factor precipitante o exacerbante de un perfil de riesgo ya existente. Sin embargo, algunos estudios han encontrado una relación entre el consumo de cannabis y la aparición de síntomas esquizofrénicos, sobre todo en adolescentes y adultos jóvenes. Se cree que el cannabis, especialmente las variedades ricas en THC, pueden interferir en la regulación de la dopamina en el cerebro. Dado que la dopamina es un neurotransmisor implicado en el desarrollo de la esquizofrenia, este efecto podría aumentar el riesgo de desarrollar la enfermedad.

Sin embargo, es importante tener en cuenta la dirección de la causalidad. Algunos investigadores sostienen que los individuos con una vulnerabilidad existente a la esquizofrenia son más propensos a consumir drogas, y que el consumo de drogas podría entonces exacerbar los síntomas. En tales casos, el consumo de drogas sería un síntoma más que una causa del trastorno.

Además del cannabis, otras sustancias como las anfetaminas o los alucinógenos pueden aumentar el riesgo de síntomas esquizofrénicos. Estas drogas también influyen en el sistema dopaminérgico y pueden actuar como desencadenantes en personas con susceptibilidad genética o ambiental a la esquizofrenia.

También es importante distinguir entre la verdadera esquizofrenia y la psicosis inducida por fármacos. Aunque los síntomas de ambas afecciones pueden ser similares, la psicosis inducida por fármacos suele ser temporal y mejora una vez que los efectos de la droga han desaparecido y la sustancia se ha eliminado del organismo.

La esquizofrenia es una enfermedad prolongada, a menudo de por vida, que requiere un tratamiento continuo. La complejidad de las posibles causas de la esquizofrenia hace que ningún factor pueda considerarse la única causa. Por el contrario, es la interacción de estos múltiples factores de riesgo lo que contribuye al desarrollo de la enfermedad. Esta complejidad hace que la prevención y el tratamiento de la esquizofrenia sean un reto y requieran un enfoque multidisciplinar que incluya estrategias terapéuticas tanto farmacológicas como psicosociales.

Diagnóstico y tratamiento

El diagnóstico suele basarse en una evaluación clínica exhaustiva, que puede incluir entrevistas y observaciones psiquiátricas y, a veces, pruebas de imagen y de laboratorio. El tratamiento suele consistir en una combinación de medicación antipsicótica y enfoques de terapia psicosocial como la terapia cognitivo-conductual, la terapia familiar y la rehabilitación profesional.

Si no se tratan, la esquizofrenia y otros trastornos psicóticos pueden provocar graves trastornos en todos los ámbitos de la vida, incluidos el trabajo, la educación y las relaciones sociales. También se asocian a un mayor riesgo de padecer más problemas de salud mental y física, así como de muerte prematura, a menudo por suicidio.

El diagnóstico y el tratamiento precoces son cruciales para mejorar el pronóstico. Aunque en muchos casos los síntomas no desaparecen por completo, un tratamiento eficaz permite a muchos enfermos llevar una vida relativamente normal y productiva. También es importante que tanto los pacientes como sus familias reciban la educación y el apoyo adecuados para afrontar mejor los retos de estas complejas afecciones.

Trastornos alimentarios

Los trastornos de la conducta alimentaria son trastornos mentales caracterizados por un comportamiento alimentario desordenado y una preocupación excesiva por el peso, la silueta y la ingesta de alimentos. Las formas más conocidas son la anorexia nerviosa, la bulimia nerviosa y el trastorno por atracón.

Principales características de los trastornos alimentarios

- Anorexia nerviosa: Restricción extrema de la ingesta de alimentos, miedo excesivo a engordar y una imagen corporal distorsionada que lleva a quienes la padecen a verse a sí mismos con sobrepeso incluso cuando su peso es muy inferior al normal.
- Bulimia nerviosa: episodios repetidos de "atracones" seguidos de comportamientos como vómitos, ejercicio excesivo o uso de laxantes para evitar el aumento de peso.
- Trastorno por atracón: similar a la bulimia, se producen atracones, pero faltan conductas

compensatorias como el vómito o el ejercicio excesivo.

Causas y factores de riesgo

Las causas exactas no se conocen del todo. Dado que los trastornos alimentarios pueden adoptar diferentes formas, los factores desencadenantes específicos pueden variar de un caso a otro.

La investigación ha demostrado que los factores genéticos pueden desempeñar un papel en la susceptibilidad a los trastornos alimentarios. También pueden estar implicados cambios o desequilibrios en determinados neurotransmisores que influyen en el comportamiento alimentario y el bienestar emocional. Sin embargo, es poco probable que los factores biológicos por sí solos sean suficientes para causar un trastorno alimentario.

Los estados emocionales como la depresión, la ansiedad y la baja autoestima suelen asociarse a los trastornos alimentarios. Algunas personas utilizan la alimentación o la evitación de la comida como mecanismo para hacer frente al estrés, la angustia emocional o la inseguridad. También pueden influir las distorsiones cognitivas, como la preocupación excesiva por la imagen corporal y el peso.

El entorno social y las normas culturales pueden influir significativamente en la autoimagen y las actitudes hacia la comida. Los medios de comunicación que promueven ideales de belleza poco realistas y la presión social para ajustarse a una determinada imagen corporal pueden aumentar el riesgo de desarrollar un trastorno alimentario. La familia y el entorno social inmediato también pueden influir, sobre todo si valoran excesivamente la apariencia, el peso o el rendimiento deportivo.

Los antecedentes familiares de trastornos alimentarios, enfermedades mentales o adicciones pueden aumentar el riesgo. Los estilos de crianza que fomentan el control y el perfeccionismo también pueden contribuir a los trastornos alimentarios. Además, la falta de apoyo emocional o la presencia de abuso emocional en la familia puede ser un factor de riesgo.

Los acontecimientos vitales estresantes o traumáticos, como la pérdida de un ser querido, los malos tratos o las separaciones, pueden ser desencadenantes de trastornos alimentarios. Estos acontecimientos pueden exacerbar problemas psicológicos o emocionales ya existentes, que se "afrontan" mediante alteraciones del comportamiento alimentario.

En muchos casos, los trastornos de la conducta alimentaria coexisten con otros trastornos mentales como la depresión, los trastornos de ansiedad o los trastornos obsesivo-compulsivos, lo que puede hacer más complejo el tratamiento.

Diagnóstico y tratamiento

Un trastorno alimentario suele diagnosticarse mediante una evaluación médica y psicológica exhaustiva. Puede incluir un examen físico, análisis de sangre y entrevistas. El tratamiento suele ser multidisciplinar y puede incluir psicoterapia, atención médica, asesoramiento nutricional y medicación. La terapia cognitivo-conductual (TCC) ha demostrado ser especialmente eficaz.

Sin tratamiento, los trastornos alimentarios pueden provocar graves problemas de salud, como enfermedades cardiovasculares, insuficiencia renal y osteoporosis. Psicológicamente, pueden provocar depresión, trastornos de ansiedad y un mayor riesgo de suicidio. Sin embargo, con un tratamiento adecuado, el pronóstico mejora notablemente.

Es crucial buscar ayuda profesional pronto para minimizar los graves riesgos físicos y emocionales. Los familiares pueden desempeñar un papel importante a la hora de reconocer los síntomas y promover un tratamiento precoz. Un diagnóstico precoz y un tratamiento exhaustivo mejoran enormemente las posibilidades de recuperación.

Trastorno de estrés postraumático (TEPT)

El trastorno de estrés postraumático (TEPT) es una enfermedad mental que puede aparecer tras la confrontación directa o indirecta con un acontecimiento traumático. Pueden ser agresiones sexuales, experiencias bélicas, catástrofes naturales o accidentes graves. El TEPT se caracteriza por síntomas como recuerdos persistentes e intrusivos del trauma, evitación de estímulos que recuerdan el suceso y aumento de la reactividad psicológica y física.

Principales características del TEPT

- Síntomas intrusivos: Pensamientos recurrentes, flashbacks y pesadillas relacionados con el suceso traumático.
- Evitación e insensibilidad: deseo de evitar lugares, personas y actividades que puedan recordar el trauma, así como insensibilidad emocional y distanciamiento de los demás.
- Aumento de la excitación: trastornos del sueño, irritabilidad, ataques de ira, hipervigilancia y sobresalto excesivo.

Causas y factores de riesgo

El trastorno de estrés postraumático (TEPT) suele desencadenarse al experimentar o presenciar un acontecimiento traumático que supone una grave amenaza para la vida, la integridad física o la salud mental de una persona. Estos sucesos pueden ser muy diversos y abarcan desde catástrofes naturales y guerras hasta abusos personales y violencia. Es importante destacar que no todas las personas que sufren un acontecimiento traumático desarrollan un TEPT. El desarrollo del trastorno depende de una serie de factores de riesgo y variables individuales.

La base para el desarrollo del TEPT es la experiencia de un acontecimiento traumático. Pueden ser experiencias de guerra, accidentes graves, actos de violencia, abusos, violaciones u otras formas de lesiones personales. Ser testigo de un acontecimiento de este tipo o la exposición repetida a detalles de incidentes traumáticos (como puede ser el caso de los socorristas) también puede provocar un TEPT.

Las personas con antecedentes de enfermedades mentales, como trastornos de ansiedad o depresión, pueden ser más propensas a desarrollar TEPT. También influyen los rasgos de personalidad, las estrategias de afrontamiento y la capacidad de recuperación psicológica general. Las investigaciones han demostrado que los factores genéticos y los desequilibrios de los neurotransmisores (sobre todo en el sistema de la serotonina) pueden contribuir a la vulnerabilidad al TEPT. También son interesantes los cambios en la estructura y función de las regiones cerebrales responsables de la gestión del estrés y el procesamiento de la memoria.

El apoyo del entorno social puede tener un impacto significativo en la probabilidad de desarrollar TEPT. La falta de apoyo social, la estigmatización y el aislamiento social pueden exacerbar los síntomas. Circunstancias vitales como la pobreza o la exposición repetida a traumas también pueden servir como factores de riesgo.

Las mujeres tienen mayor riesgo de desarrollar TEPT que los hombres, aunque las razones de ello aún no se comprenden del todo. Los niños y las personas mayores también pueden ser más vulnerables al TEPT, posiblemente debido a una menor capacidad de recuperación psicológica o a circunstancias vitales particulares.

Las normas culturales y los sistemas de creencias pueden influir en la forma de percibir, experimentar y tratar los traumas. En algunas culturas puede ser tabú hablar de experiencias traumáticas, lo que puede dificultar el tratamiento y la recuperación. Es la combinación de estos factores lo que determina si alguien desarrolla un TEPT tras un acontecimiento traumático.

Diagnóstico y tratamiento

El diagnóstico se realiza mediante una evaluación clínica en profundidad, que suele incluir entrevistas y cuestionarios estandarizados. Las opciones de tratamiento para el TEPT incluyen enfoques psicoterapéuticos como la terapia cognitivo-conductual centrada en el trauma y la Desensibilización y Reprocesamiento por Movimientos Oculares (EMDR), así como medicamentos como los antidepresivos.

Si no se trata, el TEPT puede provocar estrés crónico, mayor riesgo de otras enfermedades mentales, problemas laborales y dificultades en las relaciones sociales y familiares. Sin embargo, con un tratamiento adecuado, muchas personas con TEPT pueden liberarse de los síntomas o, al menos, experimentar una mejora significativa de los mismos.

Dada la complejidad del TEPT, es esencial que tanto los afectados como sus familias tengan acceso a información y apoyo completos. Comprender la enfermedad y sus opciones de tratamiento es fundamental para promover la recuperación y mejorar la calidad de vida de todos los afectados.

Síntomas y diagnóstico

Los síntomas de una enfermedad mental pueden ser difíciles de reconocer por varias razones. Una de las más importantes es la naturaleza de los propios síntomas. A diferencia de muchas enfermedades físicas, en las que las pruebas objetivas o las técnicas de imagen pueden proporcionar resultados claros, el diagnóstico de las enfermedades mentales suele basarse en informes y observaciones subjetivas. Los síntomas suelen estar interiorizados y manifestarse en emociones, pensamientos o comportamientos que no son fácilmente visibles desde el exterior.

Otro factor es la gran variabilidad de los síntomas. Una misma enfermedad mental puede manifestarse de forma muy diferente en distintas personas. Además, muchos síntomas mentales pueden confundirse con estados emocionales normales o fases de la vida. Por ejemplo, la tristeza persistente puede interpretarse como una reacción normal a una crisis vital, cuando en realidad podría ser un signo de depresión grave.

La estigmatización de las enfermedades mentales también influye. Muchas personas son reacias a hablar de sus problemas de salud mental o a buscar ayuda profesional por miedo a la discriminación o la incomprensión. Esto puede llevar a ignorar o minimizar los síntomas, lo que dificulta aún más el reconocimiento.

Los contextos sociales y culturales también influyen en el reconocimiento de los síntomas. En algunas culturas o comunidades, determinados síntomas pueden no considerarse signos de un trastorno, sino rasgos de carácter o afecciones temporales. Esto puede impedir que tanto los pacientes como los profesionales sanitarios reconozcan los síntomas como parte de un trastorno mental más grave.

La complejidad e interacción de las comorbilidades, es decir, la presencia simultánea de más de una enfermedad mental o física, puede complicar aún más el diagnóstico. Los síntomas pueden solaparse o enmascararse unos a otros, lo que dificulta a médicos y terapeutas la identificación clara del trastorno subyacente.

Por último, factores sistémicos como la falta de tiempo, la escasez de recursos o la falta de conocimientos especializados en el sistema sanitario también pueden contribuir a que los síntomas de una enfermedad mental no se detecten o se interpreten erróneamente y, en ocasiones, tarden años en diagnosticarse correctamente.

Señales de alerta

Los signos de alerta temprana de una enfermedad mental pueden ser muchos y varían en función de la enfermedad. Por regla general, hay que buscar cambios de comportamiento, fluctuaciones emocionales y síntomas físicos que se desvíen significativamente de la norma anterior y afecten a la calidad de vida. He aquí algunos signos comunes de alerta precoz:

- Cambios emocionales: Cambios bruscos de humor, tristeza persistente, aumento de la irritabilidad o ansiedad inexplicable.
- Cambios cognitivos: Dificultad para pensar, concentrarse o recordar, procesos de pensamiento confusos o bajadas repentinas del rendimiento académico o laboral.
- Cambios de comportamiento: Retraimiento social, descuido de la higiene personal, desinterés repentino por actividades o aficiones que antes se consideraban importantes.
- Síntomas físicos: Dolor poco claro, alteraciones del sueño, cambios en el apetito o aumento/pérdida de peso significativa que no pueda explicarse por otros factores.
- Sentirse abrumado: Una sensación persistente de sentirse abrumado o incapaz de hacer frente a las tareas cotidianas también puede ser un signo.
- Comportamiento de riesgo: Aumento de conductas de riesgo como consumo excesivo de alcohol o drogas, acciones impulsivas o temerarias.
- Comportamiento autolesivo o pensamientos suicidas: Cualquier forma de comportamiento autolesivo o pensamientos suicidas son signos graves y requieren ayuda profesional inmediata.

Es importante subrayar que la presencia de uno o más de estos síntomas no indica necesariamente una enfermedad mental, pero son indicios que justifican una investigación más profunda. Si se observan tales síntomas, es aconsejable buscar ayuda profesional para obtener un diagnóstico exhaustivo y, en caso necesario, un plan de tratamiento adecuado.

La detección e intervención tempranas pueden influir positivamente en el curso de muchas enfermedades mentales. El apoyo de los miembros de la familia a la hora de notar estas señales de alerta temprana y buscar ayuda profesional puede ser crucial.

Criterios diagnósticos

Los criterios diagnósticos son guías sistemáticas utilizadas por los profesionales sanitarios para determinar la presencia o ausencia de un trastorno concreto. En psiquiatría, estos criterios suelen describirse en manuales estandarizados como el Manual Diagnóstico y Estadístico de los Trastornos Mentales (DSM-5) o la Clasificación Internacional de Enfermedades (CIE-11).

A menudo, los criterios diagnósticos enumeran síntomas principales específicos de una enfermedad, de los cuales debe estar presente un determinado número para hacer un diagnóstico. A veces también hay síntomas secundarios que pueden tenerse en cuenta para el diagnóstico, pero que no son obligatorios. Muchas enfermedades mentales requieren que los síntomas persistan durante un cierto tiempo para que se consideren crónicos o clínicamente significativos. Un aspecto importante en muchos criterios diagnósticos es el grado en que los síntomas interfieren en la capacidad de la persona para desenvolverse en la vida cotidiana.

También es importante asegurarse de que los síntomas no se explican mejor por otra afección médica, por el abuso de drogas o medicamentos o por otro trastorno mental.

Un diagnóstico preciso es crucial para elaborar un plan de tratamiento eficaz. Permite a los médicos tratantes seleccionar las opciones de tratamiento más adecuadas que satisfagan las necesidades específicas del paciente.

Los familiares pueden desempeñar un papel importante en el proceso de diagnóstico proporcionando información adicional sobre el paciente que tal vez no puedan o no quieran facilitar ellos mismos. Su aportación puede ser especialmente útil para evaluar la duración y gravedad de los síntomas y su repercusión en la vida cotidiana.

Al comprender los criterios y el proceso de diagnóstico, los familiares pueden prestar un apoyo más eficaz. También pueden ayudar a animar al paciente a buscar ayuda profesional y a participar en su plan de tratamiento.

Procedimiento de diagnóstico

Los procedimientos de diagnóstico de las enfermedades mentales suelen ser multinivel e integran diversas fuentes de información para ofrecer un cuadro completo de los síntomas, el comportamiento y el nivel de funcionamiento del paciente.

Las entrevistas clínicas suelen ser el primer paso en el proceso de diagnóstico. Un especialista o psicólogo formado realiza una entrevista en profundidad con el paciente para conocer sus síntomas, su historia vital y sus circunstancias actuales. A menudo se utiliza un formato de entrevista estructurado o semiestructurado para recopilar sistemáticamente información relevante para un diagnóstico.

A menudo se utilizan cuestionarios y autoinformes para cuantificar síntomas o comportamientos específicos. Pueden proporcionar datos valiosos para complementar la entrevista clínica.

En función del diagnóstico sospechado, pueden realizarse pruebas psicológicas específicas. Estas pruebas pueden evaluar funciones cognitivas, rasgos de personalidad o patrones de comportamiento específicos y suelen estar estandarizadas para proporcionar una medición más objetiva.

A menudo es necesario realizar pruebas médicas para descartar otras posibles causas de los síntomas. Estas pueden incluir análisis de sangre, resonancias magnéticas o electroencefalogramas.

Especialmente en el caso de niños y adolescentes, suele ser útil recabar información de varias personas, como padres y profesores, para obtener una imagen más completa de los síntomas.

En algunos casos, puede ser necesario observar al paciente durante un periodo de tiempo más largo para hacer un diagnóstico preciso. Esto puede adoptar la forma de visitas ambulatorias o de ingreso hospitalario. En casos complejos o difíciles de diagnosticar, puede ser necesaria la evaluación por un equipo de profesionales de distintas disciplinas para llegar a un diagnóstico completo.

Es importante que los familiares comprendan el proceso de diagnóstico, ya que a menudo participan en la recogida de datos y pueden desempeñar un importante papel de apoyo en la planificación del tratamiento. Sus observaciones y perspectivas pueden ser muy valiosas para el proceso de diagnóstico y la posterior planificación del tratamiento.

El papel de los familiares en el proceso de diagnóstico

El papel de los familiares en el proceso de diagnóstico de una enfermedad mental puede tener una importancia considerable.

A menudo, los familiares pueden aportar información importante sobre los síntomas, el comportamiento y las circunstancias de la persona afectada que ésta no puede o no quiere facilitar. En particular, pueden ofrecer una imagen más clara de la evolución de una enfermedad a lo largo del tiempo, incluidos los factores desencadenantes y los patrones de expresión de los síntomas.

Dado que los familiares suelen tener un contacto más estrecho con los afectados, a menudo son los primeros en notar cambios en el comportamiento o el estado de ánimo. Sus observaciones pueden proporcionar pistas valiosas para que los profesionales hagan un diagnóstico.

El proceso de diagnóstico puede ser emocionalmente estresante. Los familiares pueden proporcionar apoyo emocional estando presentes en las citas médicas y ayudar a la persona a sentirse más segura. También pueden ayudar a recopilar información, hacer preguntas y ayudar a la persona a entender el plan de tratamiento.

Los familiares pueden desempeñar un papel importante en la comunicación entre el paciente y los profesionales sanitarios, sobre todo si el paciente tiene dificultades para expresar síntomas o preocupaciones. También pueden ayudar a aclarar y organizar los planes de tratamiento y los regímenes de medicación. A diferencia de los amigos o los compañeros de trabajo, los familiares suelen tener una perspectiva a largo plazo de la vida de la persona y pueden entender mejor los cambios en el contexto de la historia vital. Esta visión a largo plazo puede ser muy útil para un diagnóstico preciso.

Aunque los familiares pueden ser importantes fuentes de información, su papel en el proceso de diagnóstico debe sopesarse desde el punto de vista ético y jurídico, especialmente en lo que respecta a la preservación de la intimidad y la autonomía del paciente.

En general, los familiares pueden desempeñar un papel crucial en el proceso de diagnóstico proporcionando información y apoyo valiosos. En el mejor de los casos, los profesionales sanitarios y los familiares colaboran para facilitar un diagnóstico preciso y allanar el camino hacia un tratamiento eficaz.

Sin embargo, la relación entre los pacientes y sus familiares no siempre es fluida. La relación entre los enfermos mentales y sus familiares puede ser tensa o perturbada por diversas razones. Uno de los principales factores es la propia naturaleza de la enfermedad, que puede tener un profundo efecto no sólo en la persona afectada sino también en su entorno social. Síntomas como los cambios de humor, el retraimiento social, la ansiedad o la paranoia pueden dificultar la comunicación abierta y sana entre el enfermo y sus seres queridos.

La imprevisibilidad de muchas enfermedades mentales plantea otro reto. Los estados de ánimo y los comportamientos pueden cambiar con rapidez, lo que dificulta que los familiares respondan de forma adecuada y solidaria. Esta dinámica puede generar una atmósfera de tensión y desconfianza que tensaría cualquier relación.

La estigmatización de las enfermedades mentales también influye. En muchas sociedades, las enfermedades mentales están teñidas de vergüenza y prejuicios, lo que puede llevar tanto a los enfermos como a sus familiares a ocultar o negar la enfermedad. Esto dificulta la comunicación abierta y el acceso a la ayuda y el tratamiento necesarios.

Tampoco hay que subestimar la tensión psicológica que sufren los familiares. Cuidar de un familiar con una enfermedad mental puede ser extremadamente estresante y causar o agravar problemas de salud mental o física propios. En tales casos, la capacidad de apoyo y empatía de los familiares puede agotarse, lo que a su vez tensa la relación con el familiar enfermo.

La falta de conocimiento y comprensión sobre la naturaleza de la enfermedad también puede dar lugar a malentendidos y conflictos. Sin una educación y formación adecuadas, los familiares pueden malinterpretar los síntomas o tener expectativas poco realistas sobre la persona enferma. Esto puede provocar frustración y decepción en ambas partes.

Además, en algunos casos, los familiares pueden desarrollar mecanismos de afrontamiento o pautas de comportamiento poco saludables, como la codependencia o el control excesivo, que tensan aún más la relación.

En general, las interacciones entre las personas con enfermedades mentales y sus familiares pueden verse complicadas por diversos factores emocionales, psicológicos y sociales. La compleja dinámica de estas relaciones suele requerir apoyo profesional en forma de terapia familiar o servicios de asesoramiento especializados para contribuir a una mejor comprensión y una comunicación más eficaz. Si los problemas entre pacientes y familiares persisten, falla una fuente esencial de ayuda para el diagnóstico y el apoyo.

Diferencia entre síntomas y diagnósticos

La diferencia entre síntomas y diagnósticos es un aspecto importante en el contexto médico, especialmente en las enfermedades mentales. Ambos términos se utilizan a menudo para referirse al reconocimiento y tratamiento de los problemas de salud, pero no significan lo mismo y tienen implicaciones diferentes.

Los síntomas son signos o manifestaciones de una enfermedad o afección. Son experiencias subjetivas percibidas por una persona u observaciones objetivas que pueden detectarse mediante pruebas, mediciones o exámenes médicos. Los síntomas son los que llevan a los pacientes a consultar al médico: dolor, fatiga, ansiedad, confusión, etc. En psiquiatría, los síntomas pueden incluir una amplia gama de anomalías emocionales, cognitivas y conductuales, desde la depresividad y las alucinaciones hasta el retraimiento social y el comportamiento compulsivo. Es importante señalar que los síntomas en sí mismos no constituyen un diagnóstico. Son más bien pistas que los médicos y otros profesionales utilizan para hacer un diagnóstico.

Un diagnóstico es la etiqueta o nombre de un patrón específico de síntomas, generalmente definido por directrices clínicas y criterios diagnósticos. Un diagnóstico resume un conjunto de síntomas y signos de forma que permite a los médicos y otros profesionales sanitarios elaborar planes de tratamiento, hacer pronósticos y llevar a cabo investigaciones científicas. Los diagnósticos suelen realizarse mediante herramientas de diagnóstico estandarizadas como el DSM-5 (Manual Diagnóstico y Estadístico de los Trastornos Mentales, 5ª Edición) o la CIE-10 (Clasificación Internacional de Enfermedades, 10ª Revisión).

La distinción es crucial porque los síntomas por sí solos no implican necesariamente un tratamiento o pronóstico específico. Deben considerarse en el contexto de un diagnóstico completo. Por ejemplo, que alguien esté triste no significa que padezca un trastorno depresivo mayor; la tristeza podría ser un síntoma de varios diagnósticos posibles o incluso una reacción normal a una situación vital.

En la práctica, el trabajo del profesional sanitario consiste en evaluar cuidadosamente los síntomas, realizar otras investigaciones y utilizar esta información para llegar a un diagnóstico. Se trata de un proceso que a menudo requiere una serie de pruebas, entrevistas y, en ocasiones, observación durante un largo periodo de tiempo.

Los familiares pueden desempeñar un papel importante en este proceso aportando observaciones adicionales y contexto a los síntomas, lo que a su vez puede contribuir a la precisión del diagnóstico final.

Posibles consecuencias de un diagnóstico tardío o incorrecto

Un diagnóstico tardío o incorrecto de una enfermedad mental puede tener consecuencias graves, a veces de largo alcance, tanto para el paciente como para su entorno social.

Cuanto más se retrase el tratamiento adecuado, más puede deteriorarse el estado de la persona afectada. En el caso de las enfermedades mentales, por ejemplo, esto puede significar un aumento de la ansiedad, la depresión o incluso pensamientos suicidas. Un diagnóstico incorrecto puede conducir a un tratamiento inadecuado o ineficaz. Esto no sólo supone una pérdida de tiempo y recursos, sino que también puede minar la confianza del paciente en el sistema sanitario. En el peor de los casos, la medicación o el enfoque terapéutico incorrectos podrían incluso empeorar el estado del paciente.

Una enfermedad mental no tratada puede repercutir negativamente en las relaciones sociales y profesionales de la persona. La capacidad para trabajar o mantener contactos sociales puede verse mermada, lo que a su vez puede conducir al aislamiento y a un círculo vicioso de empeoramiento de los síntomas.

El estrés que sufren los familiares y otros parientes es también una cuestión importante. El estrés asociado al cuidado de un familiar con una enfermedad mental puede provocar más problemas de salud mental y física a los propios cuidadores.

Un diagnóstico tardío o incorrecto puede contribuir a la estigmatización de la persona afectada. La falta de un diagnóstico claro puede ser interpretada por los demás como un signo de debilidad o fracaso moral, lo que puede fomentar la autoestigmatización del paciente y dificultar el acceso a una atención de calidad.

No realizar un diagnóstico preciso también podría plantear problemas éticos y jurídicos, sobre todo si se produce un aumento significativo del sufrimiento del paciente.

Dadas estas múltiples consecuencias posibles, es imperativo que los médicos, los profesionales de la salud mental y otros implicados en el sistema sanitario hagan todo lo posible por realizar un diagnóstico preciso y oportuno. La estrecha colaboración con los familiares del paciente puede ser muy beneficiosa. Pueden proporcionar información importante y ayudar a evitar diagnósticos erróneos y retrasos en el tratamiento.

Múltiples diagnósticos para un paciente

En psiquiatría, lo más habitual es que se hagan varios diagnósticos diferentes para un mismo paciente, y hay muchas razones para ello. Una de las más importantes es la complejidad inherente a las enfermedades mentales. Muchos trastornos mentales presentan síntomas y características que se solapan y dificultan un diagnóstico claro. Por ejemplo, tanto la depresión como los trastornos de ansiedad pueden presentar síntomas como problemas de sueño, dificultad para concentrarse y retraimiento social. La presencia de comorbilidades, es decir, la coexistencia de más de una enfermedad mental o física, puede complicar aún más la claridad del diagnóstico.

Otro factor son los propios criterios diagnósticos. En psiquiatría, existen varios manuales y guías de diagnóstico, como el DSM (Manual Diagnóstico y Estadístico de los Trastornos Mentales) o la CIE (Clasificación Internacional de Enfermedades), cada uno de los cuales tiene sus propios criterios y categorías para los trastornos mentales. Dado que estos criterios también pueden cambiar con el tiempo, siempre existe la posibilidad de que varíen los diagnósticos.

La subjetividad también desempeña un papel importante. A diferencia de muchas otras especialidades médicas, en psiquiatría hay pocas pruebas objetivas o procedimientos de medición. Los diagnósticos suelen basarse en el juicio clínico, que está influido por la experiencia y la perspectiva del médico tratante. Dos médicos pueden interpretar los mismos síntomas de forma diferente y llegar así a diagnósticos distintos.

La dinámica de la salud mental es otro aspecto importante. Las enfermedades mentales suelen ser episódicas o evolucionar con el tiempo, lo que puede obligar a ajustar el diagnóstico. Un paciente diagnosticado inicialmente por un episodio depresivo puede desarrollar más tarde síntomas de trastorno bipolar, lo que exige un cambio de diagnóstico.

La falta de comunicación y coordinación entre los distintos profesionales sanitarios también puede dar lugar a diagnósticos diferentes. Especialmente en los sistemas sanitarios más grandes o cuando intervienen varios especialistas, es posible que los médicos tratantes no intercambien toda la información pertinente.

En general, la variedad de diagnósticos posibles en psiquiatría puede considerarse un reflejo de la naturaleza compleja de las enfermedades mentales y de la limitación y evolución de las herramientas y criterios diagnósticos. Esta diversidad de diagnósticos demuestra la necesidad de una evaluación diagnóstica exhaustiva, la colaboración interdisciplinar y la formación continua de los profesionales de la salud mental.

Frecuencia de diagnósticos erróneos

En psiquiatría se producen errores de diagnóstico. No se puede responder en términos generales si hay más que en otras áreas de la medicina. Si así fuera, habría razones para ello:

En primer lugar, la psiquiatría es un campo que se ocupa de una variedad de trastornos mentales cuyos síntomas a menudo pueden solaparse o ser inespecíficos. Esto dificulta especialmente el diagnóstico. A diferencia de muchas otras disciplinas médicas, la psiquiatría rara vez dispone de biomarcadores o indicadores físicos claros que permitan un diagnóstico inequívoco.

En su lugar, el diagnóstico suele basarse en la interpretación de patrones de comportamiento, autoinformes y observaciones clínicas, que pueden ser subjetivas.

La dinámica de la relación médico-paciente también influye. Un paciente que se siente incómodo o no revela toda la verdad puede dificultar el diagnóstico. En algunos casos, el estigma asociado a ciertas enfermedades mentales también hace que los enfermos repriman u oculten ciertos síntomas, lo que a su vez puede afectar a la precisión del diagnóstico.

Además, los trastornos mentales suelen ser complejos y multifactoriales, lo que significa que a menudo están causados por una combinación de factores genéticos, ambientales y psicosociales. Esta complejidad puede dificultar un diagnóstico claro, sobre todo si no se dispone de toda la información pertinente o si el paciente padece varios trastornos al mismo tiempo, lo que se conoce como comorbilidad.

Del mismo modo, la falta de profesionales con la formación adecuada y la presión por realizar diagnósticos con rapidez para iniciar los planes de tratamiento pueden conducir a errores. En los sistemas sanitarios sobrecargados, a menudo se reduce al mínimo el tiempo para realizar entrevistas diagnósticas detalladas, lo que aumenta el riesgo de diagnósticos erróneos.

Otro problema es la naturaleza en constante evolución de la investigación psiquiátrica. A medida que cambian los resultados de las nuevas investigaciones, también lo hacen los criterios diagnósticos, lo que puede llevar a ajustar o reevaluar los diagnósticos.

En última instancia, esta mezcla de complejidad inherente a las enfermedades mentales, herramientas diagnósticas limitadas, la dinámica de la relación médico-paciente, los cuellos de botella sistémicos y los conocimientos científicos en constante evolución conduce a una mayor probabilidad de diagnósticos erróneos en psiquiatría. Esto subraya la necesidad de una educación y formación continuas de los profesionales, de mejoras en el sistema sanitario y de más investigación para aumentar la precisión diagnóstica.

Opciones de tratamiento

Existen diversas opciones para tratar las enfermedades mentales, a menudo basadas en las necesidades específicas de cada persona. He aquí un breve resumen:

- Tratamiento farmacológico: Pueden utilizarse antidepresivos, antipsicóticos, ansiolíticos y otros fármacos para aliviar los síntomas.
- Psicoterapia: incluye la terapia conversacional, la terapia cognitivo-conductual, la terapia psicológica profunda y muchas otras formas de intervención psicológica.
- Terapia combinada: La combinación de medicación y psicoterapia suele ser el enfoque más eficaz, sobre todo en enfermedades graves.
- Terapia electroconvulsiva (TEC): Normalmente sólo se utiliza para la depresión grave o la psicosis cuando fracasan otros tratamientos.
- Métodos de terapia conductual: Pueden incluir formación individual, terapia de grupo o terapia familiar y suelen estar dirigidos a fomentar mecanismos de afrontamiento.
- Terapias complementarias: Entre ellas se incluyen la arteterapia, la musicoterapia, el entrenamiento en mindfulness y otros enfoques terapéuticos complementarios.
- Socioterapia: Apoyo a la reinserción social, la rehabilitación profesional y las habilidades sociales.

La elección de la opción terapéutica adecuada depende del diagnóstico exacto, la gravedad de la enfermedad, las necesidades individuales del paciente y los recursos y experiencia del equipo de tratamiento. La estrecha colaboración entre todos los implicados, incluidos los familiares, es crucial para el éxito del tratamiento.

Tratamiento farmacológico

El tratamiento farmacológico de los trastornos mentales es un campo que requiere un cuidadoso diagnóstico, seguimiento y ajuste de la medicación. Existen distintas clases de medicamentos para tratar los trastornos mentales, en función del trastorno concreto, la gravedad de los síntomas y las necesidades individuales del paciente.

- Antidepresivos: Estos fármacos se utilizan principalmente para tratar la depresión, pero también pueden ser útiles para otros trastornos como los de ansiedad. Entre los más conocidos están los ISRS (inhibidores selectivos de la recaptación de serotonina), como la fluoxetina y la sertralina.
- Antipsicóticos: Suelen utilizarse para el tratamiento de la psicosis y, en ocasiones, del trastorno bipolar. Algunos ejemplos son la risperidona y la olanzapina. Estos fármacos pueden tener efectos secundarios graves, por lo que requieren un seguimiento cuidadoso.

- Ansiolíticos: Estos fármacos, al igual que las benzodiacepinas, están diseñados para aliviar la ansiedad. Sin embargo, solo suelen ser adecuados para un uso a corto plazo, ya que conllevan el riesgo de dependencia.
- Estabilizadores del estado de ánimo: medicamentos como el litio y el valproato se utilizan a menudo en el trastorno bipolar para controlar los cambios extremos del estado de ánimo.
- Estimulantes: Los estimulantes como el metilfenidato se prescriben a menudo para el trastorno por déficit de atención con hiperactividad (TDAH).
- Otros medicamentos: Además, en ciertos casos pueden utilizarse otros tipos de medicamentos como anticolinérgicos para tratar los efectos secundarios o betabloqueantes para reducir la frecuencia cardiaca.

Es importante subrayar que la elección del fármaco adecuado, la dosis y la duración del tratamiento deben ajustarse individualmente y controlarse cuidadosamente. Las visitas periódicas al médico y los análisis de laboratorio suelen ser necesarios para evaluar la eficacia del tratamiento y detectar posibles efectos secundarios en una fase temprana. La estrecha colaboración con el equipo de tratamiento y, en caso necesario, con los familiares es esencial para lograr el mayor éxito posible del tratamiento.

Psicoterapia

La psicoterapia es una opción de tratamiento básica para una serie de enfermedades mentales y proporciona una plataforma para que los pacientes exploren sus pensamientos, sentimientos y comportamientos en un entorno seguro y de confianza. Suele establecer una relación individual entre el terapeuta y el paciente, aunque también es posible la terapia de grupo o la terapia familiar.

Existen distintas formas de psicoterapia, como la terapia cognitivo-conductual (TCC), la terapia psicológica profunda o psicoanalítica, la terapia sistémica y muchas otras. Cada uno de estos enfoques tiene sus propias teorías sobre las causas de las enfermedades mentales, así como técnicas específicas para provocar el cambio.

El principal objetivo de la psicoterapia es aliviar los síntomas, aumentar el bienestar y mejorar la calidad de vida. Esto se consigue mediante el trabajo conjunto del terapeuta y el paciente para identificar y cambiar patrones de pensamiento, sentimientos y comportamientos destructivos o perturbadores.

La duración y la frecuencia de las sesiones de terapia pueden variar y a menudo dependen de la gravedad del trastorno, las necesidades individuales del paciente y los aspectos prácticos. Algunas personas pueden beneficiarse de una terapia de corta duración que implique sólo unas pocas sesiones, mientras que otras pueden necesitar apoyo a largo plazo.

La psicoterapia suele combinarse con la medicación, sobre todo en casos graves o complejos. La integración de distintos enfoques terapéuticos es crucial para el éxito de la terapia.

En muchos casos, los familiares también pueden participar en el proceso terapéutico, ya sea mediante sesiones separadas con el terapeuta o participando en sesiones conjuntas. Esto resulta especialmente útil si la enfermedad del paciente también afecta al entorno familiar o si el apoyo de la red social es importante para la recuperación.

En general, la psicoterapia es una opción de tratamiento versátil y adaptable que permite provocar cambios profundos en el bienestar emocional y psicológico del paciente. Es un componente fundamental de un plan de tratamiento integral de las enfermedades mentales.

Enfoques combinados

Los enfoques combinados en el tratamiento de las enfermedades mentales suelen implicar el uso de más de una forma de terapia para garantizar una atención más eficaz y holística al paciente. Esto es especialmente importante en los trastornos complejos o graves, en los que una sola forma de tratamiento puede no ser suficiente para abordar eficazmente todos los aspectos de la enfermedad.

Una de las combinaciones más habituales es el uso de medicación junto con psicoterapia. Mientras que la medicación puede utilizarse para aliviar o controlar rápidamente los síntomas agudos, la psicoterapia pretende identificar y cambiar los problemas y patrones subyacentes que contribuyen a la enfermedad.

En muchos casos, se forma un equipo interdisciplinar de psiquiatras, psicólogos, trabajadores sociales y otros profesionales para atender al paciente desde distintas perspectivas. Esto permite un plan de tratamiento holístico que tiene en cuenta tanto los aspectos psicológicos como los sociales y físicos de la enfermedad.

Los familiares también pueden desempeñar un papel importante en los enfoques combinados de tratamiento, especialmente cuando la enfermedad mental tiene graves repercusiones en la vida familiar. A través de la terapia familiar, el asesoramiento y las estrategias de crianza, los familiares pueden aprender la mejor manera de apoyar al enfermo.

Además del tratamiento principal, también pueden integrarse terapias complementarias como la arteterapia, la musicoterapia o métodos orientados al cuerpo como el yoga o el entrenamiento de la atención plena. Estas formas de terapia pueden ayudar a reducir el estrés, reforzar la confianza en uno mismo y, en general, contribuir a la estabilidad mental.

Un aspecto importante de la terapia combinada es la adaptación individual del plan de tratamiento a las necesidades y circunstancias específicas del paciente. Lo que funciona para una persona no es necesariamente adecuado para todas, y a menudo es necesario ajustar el tratamiento a medida que avanza para que sea óptimamente eficaz.

Así pues, el uso de enfoques combinados en el tratamiento de las enfermedades mentales ofrece la posibilidad de garantizar una terapia más completa y eficaz que aborde la naturaleza multifactorial de estos trastornos.

Terapias alternativas

Las terapias alternativas en el tratamiento de las enfermedades mentales pueden ser un complemento importante de métodos convencionales como la medicación y la psicoterapia. Suelen estar diseñadas para promover el bienestar general y pueden abordar aspectos tanto físicos como psicológicos de la salud. Aunque algunas terapias alternativas han sido objeto de amplios estudios científicos, otras carecen de pruebas científicas rigurosas de su eficacia.

Las terapias alternativas incluyen la meditación consciente, la acupuntura, las hierbas medicinales y los cambios dietéticos. Además, son populares los métodos orientados al cuerpo, como el yoga, el Tai Chi y el Qi Gong, que se centran tanto en el cuerpo como en la mente.

Las terapias alternativas pueden ser útiles para diversos síntomas como el estrés, la ansiedad o la depresión leve. Sin embargo, por lo general no pretenden sustituir a los tratamientos convencionales, sino complementarlos. En el caso de enfermedades mentales graves o complejas, solo deben utilizarse en consulta con un profesional médico cualificado.

La elección de la forma alternativa de terapia adecuada debe basarse siempre en las necesidades individuales y la sintomatología específica del paciente. No todos los métodos son adecuados para todo el mundo, y a veces lo más eficaz es una combinación de varios enfoques.

Es importante tener en cuenta los posibles riesgos y efectos secundarios, sobre todo cuando se utilizan formas alternativas de terapia en combinación con medicamentos. Por ejemplo, los preparados a base de plantas pueden interactuar con los medicamentos, y no todas las formas de terapia alternativa son adecuadas para todas las personas.

A menudo, los familiares pueden desempeñar un papel de apoyo en la exploración y el uso de terapias alternativas. Pueden animar a probar distintos métodos y ayudar a evaluar su eficacia.

En general, las formas alternativas de terapia ofrecen una posibilidad adicional de complementar el tratamiento de las enfermedades mentales y aumentar el bienestar del paciente. Sin embargo, deben utilizarse con precaución e, idealmente, consultando con el terapeuta o el médico tratante.

Últimas investigaciones y enfoques experimentales

Un prometedor campo de investigación es la genómica, en la que la información genética de un individuo se utiliza para desarrollar planes de tratamiento a medida. El objetivo es mejorar la eficacia y la seguridad de los medicamentos comprendiendo mejor cómo responden las distintas personas a determinados tratamientos.

Con la llegada de la inteligencia artificial y el aprendizaje automático, también hay cada vez más enfoques basados en datos en la atención a la salud mental. Estas tecnologías se utilizan para la detección precoz de síntomas, el diagnóstico y el seguimiento de la evolución del tratamiento, entre otras cosas.

Otro campo de investigación apasionante son las técnicas de neuromodulación, como la estimulación magnética transcraneal (EMT) o la estimulación cerebral profunda (ECP). Estos métodos pretenden estimular directamente regiones cerebrales específicas para aliviar los síntomas.

El uso de sustancias psicodélicas como la psilocibina o el LSD en entornos terapéuticos controlados es otro enfoque experimental que está cobrando impulso. Los primeros estudios muestran resultados prometedores en el tratamiento de la depresión, los trastornos de ansiedad y el TEPT.

También hay cada vez más investigaciones sobre la influencia del microbioma intestinal en la salud mental. La idea es que un cambio en la flora intestinal también podría influir en los síntomas de salud mental.

También se investiga cada vez más el papel de los familiares para desarrollar mejores modelos de apoyo y enfoques terapéuticos para ellos.

Es importante tener en cuenta que muchos de estos enfoques están aún en fase experimental y necesitan más investigación para confirmar su eficacia y seguridad. Cualquier persona interesada en estos tratamientos debería hablarlo con su médico o terapeuta.

Objetivos del tratamiento a corto y largo plazo

Los objetivos del tratamiento de las enfermedades mentales pueden variar en función del tipo de enfermedad, la gravedad de los síntomas y las necesidades individuales del paciente. En general, sin embargo, pueden dividirse en objetivos a corto y a largo plazo.

Los objetivos a corto plazo suelen centrarse en el alivio de los síntomas agudos y la estabilización del paciente. Esto incluye, por ejemplo, reducir la ansiedad o los síntomas depresivos, mejorar el sueño o controlar el comportamiento impulsivo o autolesivo. En esta fase, la terapia farmacológica suele funcionar rápidamente para controlar los síntomas agudos. También pueden utilizarse intervenciones psicoterapéuticas a corto plazo, como la terapia cognitivo-conductual, para dar al paciente herramientas para hacer frente a los factores estresantes o desencadenantes.

Los objetivos a largo plazo suelen ser más complejos y tener varios niveles. Aquí, la atención se centra en la mejora sostenible de la calidad de vida y la consecución de la mayor independencia posible. Esto incluye el control a largo plazo de los síntomas, pero también abordar problemas psicológicos profundamente arraigados o experiencias traumáticas. El fomento de la competencia social y la mejora de las habilidades relacionales también son aspectos importantes. Los objetivos a largo plazo también pueden incluir la reintegración profesional y el desarrollo de perspectivas vitales. El tratamiento puede abarcar desde procedimientos psicoterapéuticos a largo plazo hasta medidas de rehabilitación.

Es importante que los familiares comprendan los objetivos a corto y largo plazo del tratamiento para apoyar eficazmente a la persona que padece la enfermedad. Los familiares pueden ayudar a supervisar los progresos y colaborar en la consecución de los objetivos del tratamiento.

Alinear los objetivos a corto y largo plazo es un proceso dinámico que requiere una estrecha colaboración entre el paciente, el equipo de tratamiento y los familiares. Este enfoque integrado aumenta las probabilidades de éxito del tratamiento.

Cómo pueden ayudar los familiares

Los familiares desempeñan un papel a menudo subestimado pero enormemente importante en el proceso de recuperación de las personas con enfermedad mental. Su apoyo puede adoptar muchas formas y contribuir significativamente a mejorar la calidad de vida de la persona con la enfermedad.

Un oído comprensivo y un apoyo emocional son a menudo insustituibles. La certeza de que alguien está ahí para escuchar y mostrar comprensión puede ser muy tranquilizadora para la persona que sufre. Pero cuidado: el apoyo emocional no significa que uno deba asumir el papel de terapeuta; la ayuda profesional sigue siendo indispensable.

Los familiares pueden informarse activamente para comprender mejor la enfermedad y las opciones de tratamiento. Esto no sólo es importante para tratar directamente con la persona que padece la enfermedad, sino también para poder ofrecer una segunda opinión informada cuando visiten al médico o asistan a sesiones de terapia.

Sobre todo al principio del tratamiento, acompañar a las personas a las citas médicas o terapéuticas puede ser de gran ayuda. Esto no sólo es una señal de apoyo, sino que también puede ayudar a comprender y procesar la información médica, a menudo compleja.

Dependiendo de la gravedad de la enfermedad, las tareas cotidianas también pueden suponer un reto. En este caso, el apoyo práctico, por ejemplo con la compra o las tareas domésticas, puede ser muy aliviador.

Por último, pero no por ello menos importante, es fundamental que los familiares cuiden también de su propia salud mental. Mantener a un enfermo mental puede ser emocionalmente muy estresante. Por ello, los familiares no deben dudar en buscar apoyo profesional, ya sea en forma de grupos de familiares o de su propia terapia.

A través de estos distintos tipos de apoyo, los familiares pueden contribuir de forma significativa a promover el éxito del tratamiento y a mejorar de forma sostenible la calidad de vida de la persona que padece la enfermedad.

Apoyo emocional

El apoyo emocional es una de las formas más importantes de apoyo que los familiares pueden prestar a las personas con enfermedades mentales. Puede reducir significativamente la carga psicológica de la persona con enfermedad mental y aliviar la sensación de aislamiento que suele acompañar a la enfermedad mental. El apoyo emocional significa algo más que presencia o aprobación verbal; implica una conexión profunda y empática y la comprensión de los retos emocionales y psicológicos a los que se enfrenta la persona con enfermedad mental.

Para ello, es fundamental escuchar con empatía y mostrar comprensión y aceptación. Es importante tomar en serio a la persona afectada y hacerle sentir que sus emociones y experiencias son válidas. Esto puede ayudar a reforzar la autoestima del afectado y darle la seguridad de que no está solo en su proceso de recuperación.

Sin embargo, el apoyo emocional también puede resultar difícil y emocionalmente estresante para los propios familiares. Es un acto de equilibrio ser solidario y empático por un lado y mantener los propios límites emocionales por otro. Por lo tanto, es igualmente importante que los familiares cuiden de su propia salud emocional y, si es necesario, busquen ayuda profesional para reforzar su propia resiliencia.

También es importante tener en cuenta que el apoyo emocional no puede sustituir al tratamiento psicológico profesional. Por lo tanto, debe considerarse siempre como un complemento de la terapia médica. Sin embargo, puede ser muy valioso para ayudar al paciente a dar el primer paso hacia la búsqueda de ayuda profesional y a continuar con la terapia.

En general, el apoyo emocional puede tener un impacto positivo significativo en el proceso de recuperación al reforzar la motivación para el tratamiento, promover el cumplimiento de los planes de tratamiento y mejorar la calidad de vida general de la persona con la enfermedad.

Comunicación con los profesionales médicos

La comunicación con los profesionales médicos es otro aspecto crucial en el que los familiares de personas con enfermedades mentales pueden desempeñar un papel importante. Especialmente en las primeras fases del diagnóstico y posterior tratamiento, la comunicación entre médico, terapeuta y paciente puede ser compleja y confusa. En esos momentos, los familiares pueden desempeñar un papel indispensable como mediadores y apoyo.

Los familiares pueden ayudar a comprender y organizar mejor la información médica que se intercambia durante el diagnóstico y el tratamiento. Pueden hacer preguntas que el propio paciente quizá no se atreva a plantear o a pensar. También pueden ayudar a documentar información importante, como los horarios de la medicación, los síntomas o los cambios de comportamiento que se producen entre las visitas al médico.

Además, los familiares pueden servir de apoyo moral durante las visitas al médico. La mera presencia de una persona conocida puede aliviar los temores y preocupaciones del paciente y darle más confianza a la hora de tratar con los profesionales médicos.

Los familiares también pueden desempeñar un papel clave en la toma de decisiones, sobre todo cuando se trata de decisiones médicas importantes como la elección del método de tratamiento. Su punto de vista puede aportar al equipo de tratamiento información adicional sobre las preferencias y preocupaciones del paciente que, de otro modo, podrían pasarse por alto.

Sin embargo, es importante que los familiares respeten la autonomía del paciente en este proceso. Aunque desempeñan una función de apoyo, no deben tomar decisiones por el paciente a menos que estén legalmente autorizados para ello.

Por otra parte, los familiares deben ser conscientes de que no son expertos médicos. Su objetivo debe ser facilitar el diálogo entre el paciente y el equipo médico, no dar consejos médicos a menos que ellos mismos estén cualificados en el campo de la medicina.

Idealmente, la comunicación con los profesionales médicos forma una relación triangular en la que el paciente es el centro y el médico y los familiares actúan como actores de apoyo. Esta forma de cooperación puede mejorar significativamente la calidad de la atención médica y contribuir a un tratamiento más eficaz y humano de las enfermedades mentales.

Reconocer situaciones de emergencia

Reconocer las situaciones de emergencia en el contexto de una enfermedad mental es un área especialmente importante en la que los familiares pueden desempeñar un papel crucial. Muchas emergencias en el contexto de la enfermedad mental no son tan obvias como, por ejemplo, un brazo roto o un ataque al corazón, y por lo tanto es aún más importante entender los signos y síntomas que pueden indicar una emergencia. Pueden ser, por ejemplo, cambios bruscos de humor, pensamientos suicidas, alucinaciones, agresividad grave o incluso retraimiento extremo.

Dado que los familiares suelen ser las personas que mejor conocen a la persona con la enfermedad y pasan más tiempo con ella, también suelen ser los primeros en notar cambios en el comportamiento o el estado mental. Esto incluye estar atentos a signos de abuso de sustancias, cambios drásticos de comportamiento u otros factores de riesgo potenciales de una emergencia aguda.

En tales situaciones, es muy importante actuar con rapidez. Los familiares deben saber cómo buscar ayuda médica en caso de emergencia. Esto puede incluir acudir al servicio de urgencias psiquiátricas o a urgencias o, en casos extremos, hacer una llamada de emergencia.

Además, es útil preparar de antemano un plan de emergencia. Este plan debe incluir todos los contactos importantes, como los del psiquiatra o psicoterapeuta tratante, así como una lista de la medicación que toma el enfermo. También debe incluir instrucciones para situaciones especiales, como qué hacer si el enfermo tiene pensamientos suicidas.

Sin embargo, también es importante que los familiares se protejan a sí mismos. En algunos casos, una emergencia mental también puede ir acompañada de un comportamiento agresivo o errático. En tales situaciones, es importante garantizar primero la propia seguridad antes de intentar ayudar al enfermo.

En última instancia, reconocer las situaciones de emergencia es una habilidad que requiere tanto conocimientos sobre la enfermedad específica como una profunda comprensión de la persona que la padece. Es una tarea difícil pero inmensamente importante, y para ello los familiares deben confiar no sólo en su intuición, sino también en sólidos conocimientos médicos. Reaccionando correctamente en caso de emergencia, los familiares no sólo pueden proteger al enfermo de un peligro inmediato, sino también influir positivamente a largo plazo en su proceso de recuperación.

Consejos prácticos para la vida cotidiana

Los consejos prácticos para la vida diaria pueden ser especialmente útiles para los familiares de personas con enfermedad mental, a fin de facilitar la convivencia diaria y apoyar el tratamiento y la recuperación de la persona enferma. Se trata de un enfoque holístico que tiene en cuenta los aspectos físicos, emocionales y psicológicos.

Hay que centrarse sobre todo en estructurar el día. Una rutina clara puede ayudar a la persona a sentirse más segura y protegida. Esta rutina puede incluir cosas sencillas como compartir las comidas o salir a pasear. Es importante mantener la flexibilidad para que la persona no se sienta limitada.

La salud física es tan importante como la mental. Las actividades deportivas o simplemente hacer ejercicio al aire libre pueden tener un efecto positivo en el estado mental. Los familiares pueden tener aquí un efecto motivador y, por ejemplo, sugerir u organizar actividades conjuntas.

No hay que subestimar el apoyo emocional. Los familiares deben mantener una comunicación abierta y mostrar comprensión y empatía. Sin embargo, hay que tener cuidado de no dar a la persona con la enfermedad la sensación de ser tratada con condescendencia o controlada. La escucha empática puede ser a menudo más útil que los consejos bienintencionados.

En muchos casos, puede tener sentido recurrir a la ayuda de profesionales como enfermeros o terapeutas, sobre todo si la enfermedad es muy grave o los familiares se sienten desbordados. Estos profesionales pueden aliviar la carga no sólo de la persona enferma, sino también de los familiares, mejorando así la dinámica familiar.

La planificación financiera también es un aspecto que debe tenerse en cuenta. El tratamiento de las enfermedades mentales suele ser caro y es importante tener una idea clara de los recursos disponibles. En algunos casos, existen ayudas públicas o becas para el tratamiento y merece la pena explorar estas opciones.

El autocuidado de los familiares también es importante. Enfrentarse a una enfermedad mental en la familia puede ser muy estresante, y sin un autocuidado adecuado, los familiares también pueden correr el riesgo de enfermar mental o físicamente. Las técnicas de relajación, las actividades de ocio o simplemente el tiempo para uno mismo pueden ayudar a reforzar la propia resiliencia.

Si se tienen en cuenta todos estos aspectos, se puede mejorar no sólo la calidad de vida de la persona enferma, sino también la de todo el entorno familiar. Se trata de encontrar un equilibrio entre el apoyo a la persona enferma y el propio autocuidado. Con una estrategia bien pensada y unas prioridades claras, los familiares pueden desempeñar un papel de apoyo y curación en la vida de las personas con enfermedades mentales.

Afrontar las recaídas y las crisis

Afrontar las recaídas y las crisis es una de las tareas más difíciles para los familiares de personas con enfermedad mental. Estas fases pueden ser muy estresantes no sólo para la persona con la enfermedad, sino también para la familia y los amigos. La complejidad de estas situaciones requiere una estrategia bien pensada que gestione la crisis inmediata e incluya medidas preventivas para el futuro.

Ante todo, es importante reconocer pronto los signos de una crisis inminente. Como ya se ha dicho, los familiares suelen ser los primeros en notar los cambios de comportamiento o el empeoramiento de los síntomas. El reconocimiento precoz permite una intervención más rápida y puede reducir la gravedad de la crisis. Síntomas como cambios drásticos de comportamiento, ansiedad o pánico graves, desorientación, pero también signos de autolesión o suicidio son señales de alarma graves.

En caso de recaída o crisis aguda, no hay que dudar en buscar ayuda profesional. Esto puede incluir acudir a urgencias, ponerse en contacto con el médico o terapeuta que le atiende o, en el peor de los casos, hacer una llamada de emergencia. Un plan de emergencia preparado de antemano que contenga todos los datos de contacto importantes y la información médica puede ser útil en estas situaciones.

Durante la crisis, es importante garantizar la seguridad tanto física como emocional. Esto puede significar retirar los objetos peligrosos del entorno o hablar de forma tranquilizadora al enfermo. Sin embargo, hay que tener cuidado: No se debe acosar ni arrinconar al enfermo, ya que esto podría empeorar los síntomas.

Una vez superada la crisis inmediata, los familiares y el paciente deben analizar los acontecimientos junto con los profesionales tratantes. ¿Qué condujo a la crisis? ¿Qué medidas preventivas pueden tomarse para evitar futuras crisis? En muchos casos, puede ser necesario un ajuste de la medicación o de la estrategia de tratamiento.

Las recaídas y las crisis pueden suponer una enorme carga emocional para los familiares. Por eso es esencial cuidar también de la propia salud mental. Los grupos de apoyo, la terapia o simplemente hablar con los amigos pueden ser una valiosa ayuda para reforzar la propia resiliencia.

En resumen, afrontar las recaídas y las crisis es un proceso continuo que requiere atención, preparación y fortaleza emocional. Los familiares desempeñan un papel importante, no sólo a la hora de afrontar la crisis inmediata, sino también en la estrategia a largo plazo para prevenir nuevas recaídas. Mediante una combinación de medidas preventivas, intervención rápida y análisis posterior, los familiares pueden ayudar a minimizar el impacto de las recaídas y crisis y apoyar al enfermo en el camino hacia la recuperación.

Autocuidado de los familiares

El autocuidado de los familiares de personas con enfermedades mentales es un aspecto que a menudo se pasa por alto, pero que es importante a la hora de afrontar estos complejos retos. La carga psicológica que soportan los familiares puede ser enorme, ya que a menudo tienen que enfrentarse a emociones fuertes como el miedo, la culpa, la desesperación e incluso el dolor. Por este motivo, el autocuidado no es sólo una opción, sino una necesidad.

Un primer paso importante hacia el autocuidado es la conciencia de los propios límites. Puede ser fácil centrarse demasiado en las necesidades de la persona enferma y descuidar las propias. Esto no sólo es perjudicial para la propia salud, sino que, en última instancia, puede limitar la capacidad de prestar un apoyo eficaz. Por lo tanto, es importante detenerse regularmente y hacerse preguntas como: "¿Cómo me encuentro hoy? ¿Qué necesito para sentirme regenerado y apoyado?".

Tomarse tiempo para uno mismo es otra estrategia importante de autocuidado. Tanto si se trata de un breve paseo para distanciarse del ambiente estresante de casa como de unas vacaciones más largas para regenerarse física y emocionalmente, estos tiempos muertos son esenciales. No sólo brindan la oportunidad de relajarse, sino también de reflexionar y reevaluar el papel que uno desempeña y las tareas que tiene entre manos.

La ayuda profesional en forma de terapia o asesoramiento también puede ser una parte importante del autocuidado. Los profesionales pueden aportar información valiosa sobre los problemas de salud mental a los que se enfrentan los familiares y sugerir estrategias específicas para afrontarlos. Además, muchas comunidades y organizaciones ofrecen grupos de apoyo especiales para familiares de personas con enfermedades mentales. En estos grupos, uno puede compartir experiencias, recibir consejos y simplemente sentirse comprendido, lo que a su vez refuerza la propia resiliencia.

Otro factor es mantener relaciones sociales fuera del contexto familiar. Las amistades y las actividades sociales suponen un cambio bienvenido y pueden ayudar a mantener la propia identidad más allá del papel de familiar. También constituyen una importante fuente de apoyo emocional y pueden ayudar a romper el aislamiento, a menudo estresante, que pueden experimentar los familiares.

En última instancia, el autocuidado es un proceso continuo y consciente. Las estrategias deben ser flexibles y adaptarse a las necesidades y retos cambiantes. Mediante un autocuidado eficaz, los familiares no sólo mejoran su propio bienestar, sino que también son más capaces de proporcionar el apoyo y la atención que necesitan a las personas a las que cuidan.

Gestión del estrés

La gestión del estrés para los familiares de personas con enfermedades mentales es especialmente importante, ya que a menudo se enfrentan a diversos retos emocionales y físicos. Los familiares no sólo se preocupan por el bienestar del familiar enfermo, sino que a menudo tienen la carga de coordinar las citas médicas, gestionar la medicación e incluso comunicarse con diversos profesionales médicos. Todos estos factores pueden causar un estrés considerable que, si no se controla, puede provocar agotamiento y más problemas de salud.

Una de las técnicas más eficaces para controlar el estrés es la práctica de la atención plena. Mediante la atención plena, los seres queridos aprenden a observar sus pensamientos y sentimientos sin juzgarlos. Esto puede ayudar a amortiguar los altibajos emocionales y a distanciarse de los acontecimientos que producen estrés. Prácticas como la respiración profunda, la meditación e incluso los paseos conscientes pueden calmar los momentos de estrés.

Además, los familiares pueden utilizar técnicas como la gestión del tiempo y la priorización de tareas para ayudar a controlar el estrés diario. Crear una agenda clara para la semana, que incluya todas las citas médicas, la administración de medicamentos y otros compromisos, puede ayudar a reducir la sensación de agobio. También es útil programar momentos específicos para el propio descanso y la relajación, de modo que el estrés no se apodere de uno.

El ejercicio físico es otra forma eficaz de reducir el estrés. Incluso un simple ejercicio como un paseo de 30 minutos puede reducir la hormona del estrés, el cortisol, y liberar endorfinas, que actúan como elevadores naturales del estado de ánimo. La actividad física regular no sólo ayuda a controlar el estrés, sino que también promueve la salud en general, lo cual es especialmente importante ya que los familiares a menudo se descuidan a sí mismos mientras cuidan de otros.

El apoyo profesional de psicoterapeutas o asesores con experiencia en salud mental también puede ser valioso para desarrollar estrategias de afrontamiento del estrés. Pueden sugerir técnicas específicas en función de las necesidades individuales y de la dinámica familiar.

También es fundamental contar con una red de apoyo. Ya sean otros familiares, amigos o grupos de apoyo, compartir con personas que han tenido experiencias similares puede ser un gran alivio. A veces, la simple sensación de no estar solo ya es un poderoso remedio contra el estrés.

En general, la gestión del estrés de los familiares no es una tarea puntual, sino un proceso continuo que requiere un esfuerzo consciente. Pero estos esfuerzos son necesarios, no sólo para controlar los niveles de estrés, sino también para mejorar la calidad del apoyo que puede prestarse al familiar enfermo.

Reconocer las propias necesidades emocionales

Reconocer y atender las propias necesidades emocionales es crucial para los familiares de personas con enfermedades mentales. En el papel de cuidador, puede ocurrir fácilmente que las propias necesidades y el bienestar pasen a un segundo plano mientras se intenta estar ahí para el familiar enfermo. A la larga, sin embargo, esto puede conducir al agotamiento emocional, a la resignación e incluso al llamado burnout del cuidador.

Los primeros pasos incluyen la autorreflexión, que significa tomarse tiempo conscientemente para identificar los propios sentimientos y necesidades. Puedes preguntarte: "¿Cómo me siento realmente en esta situación?" o "¿Qué necesito para sentirme emocionalmente equilibrado?". También puede ser útil llevar un diario para registrar pensamientos y sentimientos e identificar patrones.

Otro aspecto importante es la comunicación de estas necesidades. Puede ser en el seno de la familia, pero también en las relaciones profesionales, como con terapeutas o médicos. Una comunicación abierta y honesta no sólo ayuda a comprender mejor los propios sentimientos, sino que también permite a los demás entender mejor cómo pueden servir de apoyo.

También puede ser útil buscar apoyo profesional. Los terapeutas o asesores con experiencia en salud mental pueden ofrecer herramientas para comprender y gestionar mejor las propias necesidades emocionales. Además, pueden ayudar a establecer límites claros para proteger tanto el bienestar propio como el del familiar enfermo.

La participación en grupos de apoyo también puede ser valiosa. Es una oportunidad para compartir experiencias y estrategias con otras personas en situaciones similares. A veces, el mero hecho de saber que uno no está solo supone un inmenso alivio emocional.

Es igualmente importante crear un espacio para el autocuidado. Esto puede hacerse mediante aficiones, reuniones con amigos o simples técnicas de relajación. Invertir en la propia salud emocional no es egoísta; es necesario para poder prestar un apoyo eficaz a los demás.

Reconocer y abordar las propias necesidades emocionales es un proceso continuo. Requiere tanto autoconciencia como medidas proactivas, pero los beneficios son significativos. Si uno se ocupa de su propio bienestar emocional, estará en mejores condiciones de ayudar a su familiar enfermo mental sin descuidarse a sí mismo.

Establecimiento de límites y autoprotección

El establecimiento de límites y la autoprotección son elementos cruciales para apoyar a los familiares de personas con enfermedades mentales. Los retos que plantean estas enfermedades pueden ser estresantes tanto física como emocionalmente. Por lo tanto, es esencial establecer límites claros para protegerse del exceso de trabajo y del agotamiento emocional.

Establecer límites significa comunicar claramente lo que se puede y lo que no se puede hacer. Esto incluye tanto el tiempo como las capacidades emocionales. Por ejemplo, uno podría dejar claro que está dispuesto a acompañar al médico pero no puede asumir toda la coordinación de la atención médica. Del mismo modo, uno podría especificar que quiere ser un apoyo emocional pero no puede o no quiere actuar en el papel de terapeuta. Los límites también pueden ser físicos, como cuando uno necesita distancia o no quiere tolerar ciertos comportamientos.

La autoprotección va de la mano del establecimiento de límites. Son medidas que uno toma para mantener su propia salud física y mental. Esto incluye pausas regulares, tiempo para descansar y relajarse, pero también buscar ayuda profesional. La autoprotección también puede significar mantenerse conscientemente al margen de ciertas dinámicas o conflictos que podrían ser potencialmente perjudiciales para la propia salud mental.

Otro aspecto de la autoprotección es la revisión constante de los propios límites. Dado que las situaciones y las necesidades pueden cambiar, es útil reflexionar periódicamente sobre si los límites establecidos en su día siguen siendo actuales y adecuados. Puede ser útil hablar con terapeutas, consejeros u otros familiares en situaciones similares para discutir perspectivas y posibles estrategias para ajustar los propios límites.

El establecimiento de límites y la autoprotección no son acciones puntuales, sino un proceso continuo. Requieren una autorreflexión continua y la voluntad de comunicar claramente las propias necesidades. Esto puede resultar incómodo al principio, sobre todo si sientes que tienes que estar constantemente disponible para tu familiar enfermo. A la larga, sin embargo, es precisamente esta autoprotección la que contribuye a poder prestar un apoyo sostenible y eficaz como familiar sin poner en peligro la propia salud.

Grupos de apoyo y centros de asesoramiento

Los grupos de apoyo y los centros de asesoramiento suelen desempeñar un papel fundamental en la prestación de apoyo a los familiares de personas con enfermedades mentales. Estos recursos ofrecen un marco en el que los familiares pueden sentirse seguros y comprendidos, y también proporcionan información valiosa y ejemplos de prácticas.

Los grupos de apoyo suelen ofrecer un modelo de apoyo entre iguales en el que los familiares pueden reunirse en un entorno de confianza y compartir sus experiencias y retos. Este tipo de apoyo colectivo tiene varias ventajas. En primer lugar, ofrece el apoyo emocional de personas que están pasando o han pasado por experiencias similares. En segundo lugar, permite intercambiar consejos concretos sobre cómo afrontar los retos que la enfermedad mental plantea en la vida cotidiana y en la dinámica de las relaciones. Y en tercer lugar, los grupos de apoyo pueden crear un sentimiento de comunidad y cohesión que alivie el aislamiento y el agobio que a menudo se experimentan.

Los centros de asesoramiento suelen ser instituciones profesionales que ofrecen una serie de servicios. Pueden ir desde material informativo y orientación hasta sesiones de asesoramiento personal y servicios de terapia. Una gran ventaja de los centros de asesoramiento es su experiencia especializada. Los profesionales pueden ofrecer asesoramiento y soluciones específicas y acceder a una amplia gama de recursos para abordar necesidades y situaciones individuales. También pueden ayudar a remitir a otros servicios, como servicios terapéuticos o ayuda financiera.

Tanto los grupos de apoyo como los centros de asesoramiento pueden existir en línea o de forma física. Las plataformas en línea tienen la ventaja de ser fácilmente accesibles y pueden ofrecer una amplia gama de recursos, desde foros de debate hasta seminarios web y artículos profesionales. Las reuniones físicas, por su parte, ofrecen la ventaja de la interacción humana directa, que para muchas personas permite un apoyo emocional más profundo.

Por regla general, una combinación de ambos enfoques -es decir, recurrir tanto a grupos de apoyo como a centros de asesoramiento- es la forma más eficaz de crear una red de apoyo completa. Puede estudiarse individualmente qué formato y tipo de apoyo se adapta mejor a las necesidades y circunstancias de cada uno.

Consideraciones jurídicas y éticas

En el contexto jurídico, los familiares se enfrentan a menudo a cuestiones relacionadas con la tutela, los cuidados o el poder para tomar decisiones médicas. En algunos casos, puede ser necesario emprender acciones legales para garantizar la atención médica necesaria, sobre todo si la persona afectada es incapaz de tomar las decisiones adecuadas. Por lo tanto, es aconsejable informarse sobre las opciones y requisitos legales en la jurisdicción respectiva en una fase temprana. Los abogados especializados en Derecho sanitario o Derecho de familia pueden prestar una valiosa ayuda en este sentido.

Las consideraciones éticas también desempeñan un papel importante. Una de ellas es el respeto a la autonomía y la dignidad de la persona con la enfermedad. Incluso si un familiar está legalmente facultado para tomar decisiones en nombre de la persona afectada, siguen planteándose cuestiones éticas sobre el consentimiento y el bienestar de la persona afectada. Por ejemplo, ¿cómo abordar las situaciones en las que el tratamiento deseado por la persona afectada entra en conflicto con las recomendaciones médicas o las creencias de los familiares?

Otra cuestión ética es la preservación de la confidencialidad. Aunque el intercambio de información entre familiares y personal médico suele ser crucial para la calidad de la atención, también hay límites a la hora de compartir información personal y médica. Los médicos y otros profesionales sanitarios están sujetos a requisitos legales y éticos de confidencialidad del paciente. Por eso es importante llegar a acuerdos claros sobre qué información puede compartirse y cuál no.

Para los pacientes con enfermedades mentales, la cuestión de la liberación de la confidencialidad puede ser especialmente delicada. Debido a la naturaleza de su enfermedad, pueden encontrarse en una posición vulnerable que les dificulta comprender plenamente las implicaciones de tal decisión. Por lo tanto, el equipo de tratamiento debe tener especial cuidado para garantizar que la decisión de revelar la confidencialidad redunde en beneficio del paciente y que éste haya tenido suficientes oportunidades para reflexionar sobre la decisión.

En última instancia, todas las consideraciones jurídicas y éticas consisten en encontrar un enfoque equilibrado entre la protección de la persona afectada y el apoyo a los familiares. Esto puede ser complejo y a menudo requiere un cuidadoso equilibrio entre derechos, responsabilidades y principios éticos. En tales situaciones, los órganos de asesoramiento ético, el asesoramiento jurídico y los intercambios con otros familiares en situaciones similares pueden proporcionar una valiosa orientación.

Derechos de los pacientes

Los derechos de los pacientes son un elemento fundamental de la asistencia sanitaria y de especial importancia en la atención a las personas con enfermedades mentales. Estos derechos incluyen, entre otros, el derecho al consentimiento informado, a la intimidad y la confidencialidad, a la dignidad y el respeto, y a una atención médica adecuada.

El derecho al consentimiento informado establece que los pacientes tienen derecho a estar plenamente informados sobre su diagnóstico, opciones de tratamiento, riesgos potenciales y efectos secundarios antes de aceptar un tratamiento. En el caso de las enfermedades mentales, esto puede ser complicado, especialmente si la persona es incapaz de tomar decisiones informadas durante una fase aguda de la enfermedad. En tales casos, instrumentos jurídicos como la tutela o los poderes médicos pueden entrar en juego para garantizar la salvaguarda de los intereses del paciente. No obstante, siempre debe tenerse en cuenta la dimensión ética, en particular la búsqueda del restablecimiento de la capacidad de decisión de la persona afectada.

El derecho a la intimidad y la confidencialidad protege la información personal y médica del paciente. El personal médico está obligado ética y legalmente a mantener la confidencialidad de esta información. Los familiares se enfrentan aquí al reto de satisfacer las necesidades de información para un apoyo óptimo de la persona afectada, por un lado, y respetar la intimidad y la autonomía del paciente, por otro.

El derecho a la dignidad y el respeto es un principio ético fundamental y significa que todo paciente debe ser tratado con dignidad, independientemente de la naturaleza o gravedad de su enfermedad. Para los familiares de las personas con enfermedad mental, esto significa que deben ser percibidos como socios en el proceso de tratamiento y que sus aportaciones y preocupaciones deben ser tomadas en serio.

El derecho a una atención médica adecuada incluye no sólo el tratamiento profesional de la enfermedad correspondiente, sino también la consideración de toda la situación vital del paciente, incluidas sus necesidades sociales, psicológicas y físicas.

El conocimiento y la comprensión de los derechos de estos pacientes son esenciales para que los familiares puedan prestar un apoyo eficaz y actuar como defensores. Al mismo tiempo, permiten a los familiares reconocer los límites de su papel en el proceso de tratamiento y sortear mejor los conflictos éticos. En caso de ambigüedad o conflicto en relación con los derechos de los pacientes, puede ser útil el asesoramiento jurídico o la consulta a los comités de ética.

Protección de datos y confidencialidad

La protección de datos y la confidencialidad son otros aspectos de la atención médica y son especialmente relevantes en el contexto de las enfermedades mentales. Dado que se intercambia información delicada sobre el estado de salud, el tratamiento y las circunstancias personales, deben respetarse normas estrictas de protección de datos. Esto afecta tanto a la interacción entre el personal médico y los pacientes como a la comunicación entre familiares y proveedores de servicios médicos.

En este contexto, la protección de datos se refiere al almacenamiento, transmisión y tratamiento seguros de los datos de los pacientes. El personal médico está sujeto a requisitos legales que regulan el tratamiento de los datos de los pacientes. Por ejemplo, la información sanitaria no puede revelarse a terceros sin el consentimiento del paciente, a menos que exista una obligación legal de hacerlo. Para evitar el acceso no autorizado a los datos de los pacientes se utilizan medidas técnicas de seguridad, como la transmisión cifrada de datos y las bases de datos seguras.

La confidencialidad se refiere a la relación personal entre el paciente, sus familiares y los médicos o terapeutas que le tratan. Los médicos están ética y legalmente obligados a mantener la confidencialidad de toda la información que se les confía en el curso del tratamiento. Esto sirve para proteger la intimidad del paciente y es fundamental para el éxito de la relación terapeuta-paciente, ya que se basa en la confianza.

Para los familiares, esta obligación de confidencialidad puede plantear dificultades, sobre todo si participan activamente en los cuidados del paciente o si tienen que tomar decisiones en su interés. En muchos casos, es posible que el paciente dé su consentimiento para que se comparta cierta información con sus familiares a fin de facilitar su comunicación con los profesionales sanitarios. Lo ideal es que este consentimiento conste por escrito y especifique exactamente qué información puede compartirse y en qué circunstancias. Sin ese consentimiento, los familiares se enfrentan a la difícil tarea de prestar el mejor apoyo posible sin tener acceso a información médica importante.

Por ello, es importante que los familiares sean conscientes tanto de sus propios derechos como de las obligaciones legales y éticas del personal médico en relación con la protección de datos y la confidencialidad. En casos complejos o polémicos, consultar a un abogado o a un comité de ética puede ser útil para encontrar el equilibrio adecuado entre la necesidad de información y la protección de la intimidad del paciente.

Tutela y cuidado

La tutela y la curatela son figuras jurídicas que pueden desempeñar un papel importante en el cuidado de las personas con enfermedades mentales. Ambos instrumentos están diseñados para proteger a las personas que, debido a su enfermedad u otra deficiencia, ya no son capaces de gestionar ciertos asuntos de forma independiente. Permiten a un representante legal tomar decisiones en nombre de la persona bajo cuidado o tutela en determinados ámbitos predeterminados de la vida. Puede tratarse de asuntos económicos, sanitarios o personales.

La tutela suele centrarse en menores, pero también puede utilizarse para adultos, especialmente si están incapacitados permanentemente. Los acuerdos de tutela suelen ser más estrictos y otorgan al tutor amplios poderes de decisión.

La supervisión es más flexible. En una tutela, se nombra un tutor para áreas específicas de responsabilidad, como el cuidado de la salud, el cuidado de la propiedad o la determinación de la residencia. El tutor no tiene automáticamente un amplio poder de decisión, sino que se limita a las áreas para las que la tutela ha sido ordenada por el tribunal.

Para los familiares, asumir la tutela o el cuidado conlleva tanto oportunidades como retos. Por un lado, les permite actuar en el mejor interés de la persona afectada, especialmente si ésta se encuentra temporal o permanentemente incapacitada para tomar las decisiones adecuadas. Por otro lado, es una gran responsabilidad que no sólo requiere tiempo y energía, sino que también puede ser emocionalmente estresante.

El cuidador o tutor debe coordinarse regularmente con el personal médico, las autoridades y otras instituciones y suele ser el punto de contacto entre la persona afectada y el sistema social y médico. En cualquier caso, el cuidador o tutor está obligado a actuar en el mejor interés de la persona afectada y a tener en cuenta sus deseos y necesidades en la medida en que se conozcan y sea posible.

Es importante que los familiares que se planteen la tutela o el acogimiento se informen exhaustivamente sobre el marco jurídico y las obligaciones. Pueden recibir apoyo de abogados, asociaciones de asistencia o servicios sociales. Además, tiene sentido discutir la posibilidad de la tutela o el cuidado en diálogo con la persona afectada y el equipo médico para garantizar la mejor atención posible.

Capacidad de decisión y consentimiento al tratamiento

La capacidad de decisión y el consentimiento para recibir tratamiento son conceptos fundamentales en la atención sanitaria, sobre todo en el contexto de las enfermedades mentales. La capacidad de decisión (también denominada "cordura" o "capacidad") es la aptitud de una persona para comprender el significado y las consecuencias de un tratamiento o intervención médica y tomar una decisión informada al respecto.

El consentimiento para el tratamiento es un requisito ético y legal. Requiere que el paciente sea capaz de comprender la información relevante para su tratamiento, sopesarla adecuadamente y tomar una decisión sobre esta base. El médico tratante tiene el deber de informar exhaustivamente al paciente sobre el tratamiento previsto, las posibles alternativas y los riesgos y oportunidades asociados. Sólo después de esta información y si el paciente tiene capacidad para tomar una decisión puede dar su consentimiento. Si el paciente no da su consentimiento, el tratamiento suele ser ilegal y puede tener consecuencias penales y civiles.

En el contexto de una enfermedad mental, la capacidad de tomar decisiones puede verse limitada. Esto puede ser tanto temporal como permanente. Por ejemplo, un paciente psicótico agudo puede ser momentáneamente incapaz de apreciar las implicaciones de una decisión terapéutica, mientras que esta capacidad puede recuperarse tras una estabilización satisfactoria con medicación.

Para los familiares, la cuestión de la capacidad de decisión y el consentimiento suele presentarse especialmente difícil. Se encuentran atrapados entre el deseo de ayudar al familiar enfermo y la incertidumbre sobre si la propia persona es capaz de tomar una decisión con conocimiento de causa. En estos casos, puede ser necesaria una tutela legal temporal o permanente. En este caso, el tutor legal asume determinadas tareas, como la atención sanitaria, de la persona afectada. Sin embargo, esto se hace siempre con la condición de interferir lo menos posible en la autonomía de la persona afectada.

Involucrar a los familiares en el proceso de consentimiento informado suele ser útil, ya que pueden aportar perspectivas e información adicionales. Sin embargo, es importante que no tomen decisiones en lugar del paciente, a menos que estén legalmente autorizados para ello. Incluso en esos casos, el objetivo primordial es hacer cumplir la voluntad del paciente, si puede determinarse.

Lucha contra la discriminación y la desigualdad de trato

Luchar contra la discriminación y la desigualdad de trato es, por desgracia, un aspecto importante de la vida de las personas con enfermedad mental, así como de sus familias. La discriminación puede adoptar muchas formas, desde los prejuicios y las suposiciones estereotipadas hasta la exclusión y la desventaja absolutas en distintos ámbitos de la vida, como el trabajo, la educación y la atención sanitaria.

Los familiares pueden desempeñar un papel clave en la defensa, la sensibilización y la educación en favor de los derechos del familiar afectado por la enfermedad. Es importante que se familiaricen tanto con los derechos específicos de la persona afectada como con las leyes y normativas generales contra la discriminación. El conocimiento de la situación jurídica puede ayudar a los familiares a emprender acciones fácticas y eficaces contra la discriminación y el trato desigual.

Los familiares también pueden participar activamente en la sensibilización y la educación en el entorno social. Pueden hablar con profesores, empresarios y personal médico para sensibilizar sobre las necesidades y retos específicos del familiar enfermo. En algunos casos, acudir a servicios de asesoramiento especializados o recurrir a la mediación también puede ser útil para abordar la discriminación.

Además, es crucial apoyar emocionalmente a la persona afectada. La discriminación puede causar profundas heridas psicológicas y agravar enfermedades mentales ya existentes. En este caso, suele ser útil mantener una comunicación abierta y ofrecer a la persona afectada una plataforma en la que pueda compartir sus experiencias y sentimientos.

Es igualmente importante que los familiares se protejan de los efectos emocionalmente estresantes de la discriminación. Esto puede conseguirse creando una red de apoyo de amigos, familiares y profesionales, así como buscando ayuda profesional, como asesoramiento psicológico o grupos de autoayuda.

En general, hacer frente a la discriminación y al trato desigual es una empresa compleja y a menudo difícil que requiere un profundo conocimiento de los aspectos emocionales y jurídicos. Sin embargo, mediante la acción proactiva, la sensibilización y la educación, los familiares pueden desempeñar un papel importante en la lucha contra estos problemas y contribuir así a mejorar la calidad de vida del familiar enfermo.

El camino a seguir: esperanza y resistencia

El camino a seguir para los familiares de personas con enfermedades mentales suele ser un proceso difícil. Aquí es donde los conceptos de esperanza y resiliencia desempeñan un papel crucial.

La esperanza es la creencia fundamental de que un futuro mejor es posible, aunque la situación actual parezca estresante e incierta. La resiliencia es la capacidad de recuperarse de los contratiempos y de seguir adelante a pesar de las circunstancias adversas. Ambos factores son enormemente importantes para la salud emocional y psicológica de los seres queridos.

La esperanza puede manifestarse de distintas formas. A veces basta con reconocer los progresos del familiar enfermo, aunque parezcan pequeños. Puede tratarse de que la persona ha tenido un buen día, tolera bien la medicación o ha tenido un pequeño éxito en la terapia. Dar importancia a estos avances puede alimentar la esperanza de que es posible una mejora en la calidad de vida de la persona con la enfermedad y, por tanto, de toda la familia.

La resiliencia es una habilidad que tanto los familiares como los afectados pueden desarrollar con el tiempo. A menudo implica estrategias prácticas para afrontar el estrés, como ejercicios de respiración, actividad física o apoyo social. Pero la resiliencia también se refiere al desarrollo de un patrón de pensamiento realista y flexible. Esto significa reconocer los retos, pero también aceptar que no todos los problemas pueden resolverse de inmediato o por completo. El pensamiento resiliente permite ver las dificultades como parte de la vida que puede superarse, y no como obstáculos insuperables.

Otro aspecto que se enmarca en el contexto de la esperanza y la resiliencia es la capacidad de autocuidado. A menudo, los familiares están tan centrados en el bienestar del familiar enfermo que descuidan sus propias necesidades. Desarrollar estrategias de autocuidado - como descansos regulares, aficiones y actividades sociales- es, por tanto, crucial para la propia salud mental y la resiliencia.

La esperanza y la resiliencia son, por tanto, componentes clave en el camino a seguir para los familiares de personas con enfermedades mentales. Estos conceptos no sólo pueden ayudar a los familiares a afrontar mejor los retos actuales, sino también a crear un futuro más fuerte, resiliente y esperanzador para ellos y sus seres queridos.

Estrategias para promover la resiliencia entre las personas afectadas y sus familiares

Fomentar la resiliencia en las personas afectadas por enfermedades mentales, así como en sus familias, es un paso importante para poder afrontar mejor los retos y el estrés que conllevan estas enfermedades. Existen diversas estrategias que pueden ayudar tanto a los enfermos como a sus familias a reforzar su resiliencia.

Al comprender la enfermedad mental y sus opciones de tratamiento, se puede reforzar la sensación de control y, por tanto, la resiliencia. Esto incluye el conocimiento de cómo el estrés y otros factores pueden influir en la enfermedad y cómo contrarrestarlo activamente.

Una red social sólida es inestimable para la salud mental. Por ello, tanto los enfermos como sus familiares deben intentar mantener relaciones y buscar actividades sociales que les hagan bien. También es útil unirse a un grupo de apoyo o buscar asesoramiento profesional.

La capacidad de reconocer, comprender y gestionar eficazmente las emociones propias y ajenas también puede contribuir a la resiliencia. Las técnicas de atención plena pueden ayudar a ser más consciente de los propios pensamientos y sentimientos y a reducir el estrés.

Las personas resilientes suelen ser flexibles en su forma de pensar y capaces de adaptarse a situaciones nuevas o difíciles. Esto también significa ver los fracasos como oportunidades para aprender y crecer, en lugar de como un fracaso definitivo.

Una visión positiva de la vida puede aumentar la resistencia al estrés y la tensión. Esto no significa ignorar la realidad o trivializar los problemas graves, sino centrarse en las soluciones y los éxitos en lugar de en los errores y los obstáculos.

Cuidar del propio bienestar mediante la actividad física regular, el sueño adecuado y la nutrición puede desempeñar un papel crucial en el fortalecimiento de la resiliencia personal. El tiempo para la relajación y el ocio es tan importante como los compromisos con los demás.

Estas estrategias pueden utilizarse individualmente o combinadas y deben adaptarse en función de las necesidades y los retos individuales. La clave está en integrar de forma activa y consciente en la vida cotidiana estrategias que ayuden a reforzar la resiliencia propia y la del familiar enfermo.

La psicología positiva y su aplicación

La psicología positiva es una rama de la psicología que se centra en los aspectos positivos de la experiencia y el comportamiento humanos, como la felicidad, la gratitud, la resiliencia, el optimismo y la prosperidad. Explora cómo pueden prosperar las personas y las comunidades. En lugar de centrarse exclusivamente en los trastornos mentales y su tratamiento, la Psicología Positiva busca formas de mejorar el bienestar y llevar una vida más plena. Esto puede ser especialmente relevante para los familiares de personas con enfermedades mentales, ya que a menudo sufren estrés y tensión.

- **Reforzar la resiliencia**: la psicología positiva puede ayudar a reforzar la resiliencia de los familiares mediante el entrenamiento en optimismo, ejercicios de gratitud y habilidades de resolución de problemas.

- **Mejorar la calidad de la relación**: Métodos como practicar la empatía y la escucha activa pueden ayudar a mejorar la calidad de la relación con el familiar enfermo.
- **Autocuidado y bienestar**: Aplicando conceptos como la experiencia del flujo e identificando los puntos fuertes personales, los familiares pueden aprender a protegerse a sí mismos mientras cuidan de los demás.
- **Gestión del estrés**: técnicas como los ejercicios de atención plena y las prácticas de meditación, en las que suele hacer hincapié la Psicología Positiva, pueden ayudar a reducir el estrés y a gestionar mejor las cargas emocionales asociadas al cuidado de un familiar con enfermedad mental.
- **Transmitir esperanza y optimismo**: Al centrarse en las emociones positivas y en las perspectivas de futuro, los familiares pueden sentirse motivados para superar los retos que supone cuidar de un familiar y desarrollar una perspectiva más positiva para el futuro.
- **Reforzar el apoyo social**: Conceptos de la psicología positiva, como la importancia de los vínculos sociales, pueden animar a los familiares a crear o mantener sus propias redes sociales y sistemas de apoyo.
- **Herramientas para la autorreflexión**: la psicología positiva también puede guiar a los familiares para que reflexionen sobre sus propios valores y objetivos vitales, lo que a su vez puede

ayudarles a encontrar sentido y orientación en una fase de la vida a menudo difícil.

En la práctica, estos elementos pueden enseñarse mediante asesoramiento, talleres, cursos en línea o libros de autoayuda. Es importante que los familiares encuentren el enfoque que más les convenga y lo integren en su vida cotidiana, de modo que puedan cosechar los beneficios de la Psicología Positiva para sí mismos y para sus familiares enfermos.

Conclusiones

Tratar con enfermos mentales es siempre especialmente difícil y estresante para los familiares.

En primer lugar, las enfermedades mentales suelen ser menos tangibles que las dolencias físicas. Mientras que un brazo roto o una infección presentan síntomas visibles y mensurables, los trastornos mentales suelen ser más sutiles y difíciles de identificar. Esto puede hacer que se subestime el alcance de la enfermedad o que la falta de comprensión y los prejuicios afecten a la calidad de la atención y la interacción.

Los síntomas de las enfermedades mentales, como los delirios en la esquizofrenia, la apatía en la depresión o los intensos cambios de humor en el trastorno bipolar, pueden influir considerablemente en el comportamiento de los afectados. Esto, a su vez, puede hacer que las interacciones sociales y la comunicación con ellos sean estresantes o impredecibles. Puede ser difícil interpretar correctamente el comportamiento de la persona y responder adecuadamente, sobre todo si no se tienen suficientes conocimientos o experiencia en el trato con enfermedades mentales.

Por otro lado, los familiares son muy importantes en algunos aspectos del diagnóstico, la atención y el apoyo general a las personas con enfermedades mentales. Esta tensión es estresante, difícil y a veces imposible de resolver. Calma y paciencia son las palabras mágicas en este caso.